약이 필요 없는 몸 만들기

Issho "Kusuri ga Iranai Karada" no Tsukurikata By Yutaka Okamoto
Copyright © 2010 Yutaka Okamoto
All rights reserved.
Original Japanese edition published by MIKASA SHOBO CO., LTD.
Korean translation rights arranged with MIKASA SHOBO CO., LTD. Tokyo
through Japan UNI Agency, Inc., Tokyo and KCC(Korea Copyright Center Inc.), Seoul.

이 책은 (주)한국저작권센터(KCC)를 통한
저작권자와의 독점계약으로 도서출판 이아소에서 출간되었습니다.
저작권법에 의해 한국 내에서 보호를 받는 저작물이므로 무단전재와 무단복제를 금합니다.

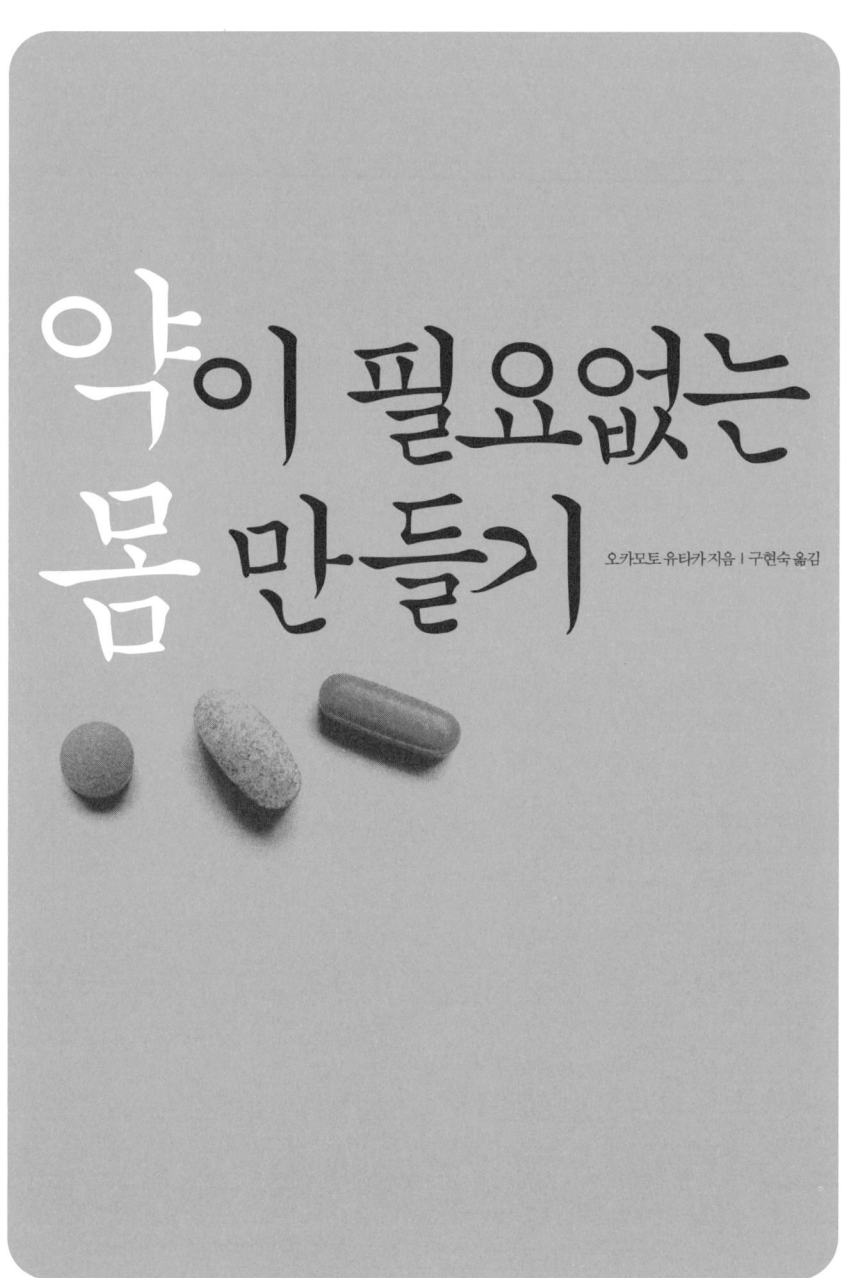

약이 필요없는 몸 만들기

오카모토 유타카 지음 | 구현숙 옮김

이아소

약이 필요 없는 몸 만들기

초판1쇄 발행 2011년 9월 20일
초판2쇄 발행 2014년 2월 10일

지은이 오카모토 유타카
옮긴이 구현숙
펴낸이 명혜정
펴낸곳 도서출판 이아소

등록번호 제311-2004-00014호
등록일자 2004년 4월 22일
주 소 121-841 서울시 마포구 서교동 487번지 대우미래사랑 1012호
전 화 (02)337-0446 | **팩 스** (02)337-0402

책값은 뒤표지에 있습니다.
ISBN 978-89-92131-49-0 13510

도서출판 이아소는 독자 여러분의 의견을 소중하게 생각합니다.
E-mail : iasobook@gmail.com

여는 글
건강하게 장수할 수 있는 최고의 비결

'어쩐지 몸 상태가 안 좋네······.'

당신은 이런 경우 어떻게 하는가?

나는 이 질문에 대한 대답만 듣고도 그 사람이 건강하게 장수할 수 있을지, 혹은 건강에 문제가 생겨 일찍 사망할지를 대강 짐작할 수 있다.

'몸이 이상하면 바로 약을 챙겨 먹는다'고 대답한 사람은 각별한 주의가 필요하다. 몸 상태가 좋지 않을 때 약에 의존하는 사람은 건강하게 오래 살 수 있는 가능성이 희박하다.

왜 그럴까? 그 이유는 매우 단순하다.

약은 당신의 건강을 해칠지언정 건강을 증진시켜 주지 않기 때문이다.

건강하게 장수하는 비결의 포인트는 '약에 의존하지 않는 몸', 그러니까 '약이 필요 없는 몸'을 만드는 것이다.

'약이 필요 없는 몸'이란 바꿔 말하면 '면역력(자연치유력)이 강한 몸'이다.

면역력을 높이면, 약을 복용하고 있는 사람은 당장 약에서 벗어날 수 있고, 현재 약을 복용하지 않는 사람은 앞으로도 계속 약과 무관한 삶을 살 수 있다.

나는 평소 정기적으로 노인요양시설을 방문하면서 한 가지 사실을 깨달았다.

항상 활기 있게 생활하고 건강하게 장수하는 분들 중에 약을 많이 복용하는 사람은 없다는 점이다.

반대로 입만 열면 몸 상태가 안 좋다고 호소하는 사람, 얼굴빛이 나쁘고 누가 봐도 건강이 안 좋아 보이는 사람일수록 산더미 같은 약을 애지중지하면서 꼭꼭 챙겨 먹는 경우가 많다.

분명히 말하지만 장수하는 사람은 신체가 건강해서 오래 사는 것이 아니다. 필요할 때 최소한의 약만 복용하기 때문에 오래 살 수 있는 것이다. 불필요하게 약을 과용하는 탓에 건강수명이 단축되는 경우도 적지 않다.

몸이 아플 때 약을 복용하면 확실히 증상은 금방 좋아진다. 그러나 약은 눈에 보이는 증상을 당장 낫게 해줄지는 모르지만 결과적으로는 몸의 면역력을 떨어뜨린다.

이와 같이 약의 가장 무서운 점은 우리 몸이 본래 지니고 있는 힘을 약화시킨다는 것이다.

건강하게 장수하기 위해서는 무엇보다도 먼저 '약이 필요 없는 몸', 즉 '면역력이 강한 몸'을 만들어야 한다.

　이 책에는 현재 약을 복용하고 있는 사람들을 위해 약 복용을 중지하는 법과 스스로 면역력을 높이는 간단한 방법을 모아놓았다.

　여기에 소개된 방법은 모두 어렵지 않고 간단해서 누구든지 쉽게 실천할 수 있다.

　예를 들어 3장에 나온 '2분 동안 손톱 자극하기'를 보면 너무 쉬워서 놀랄 것이다. 이것은 면역력을 향상시킬 수 있는 대단히 손쉬운 방법이다.

　손톱에는 자율신경과 관련된 혈이 모여 있어서 그곳을 자극하면 자율신경의 균형을 조절할 수 있기에 자연스럽게 면역력이 향상된다.

　이와 같이 면역력을 높이는 방법을 습관화하는 것이 평생 약이 필요 없는 몸, 건강하게 장수할 있는 몸을 만드는 최고의 비결이다.

　부디 당신의 몸이 지니고 있는 면역력을 일깨우고 증진시키기 바란다.

오카모토 유타카

차례

여는 글 건강하게 장수할 수 있는 최고의 비결 5

1장 약을 멀리해야 건강하게 장수한다

약과 의사가 많은 곳에 환자도 많다 15
약은 인체 생태계를 교란시킨다 18
묘약이 되는 약과 독이 되는 약 21
유능한 의사는 약을 사용하지 않는다 25
의원병, 약으로 인해 생기는 병 30
두통약을 먹어도 두통은 낫지 않는다 33
약은 단기간 복용하는 것이 철칙 36
변비, 몸이 보내는 옐로카드 39
항생제에 관한 무서운 이야기 – 효과가 뛰어나다는 것 43
무리하게 혈압을 낮추지 않는다 46
수면제는 수명을 단축시킨다 50
건강 검진 결과에 현명하게 대처하는 법 54
안 먹는 것보다 더 좋은 약은 없다 59

2장 오늘부터 시작하는 '약이 필요 없는 몸' 만들기

식습관과 운동보다 더 중요한 것 63

몸을 자주 움직이는 암 환자는 치유가 빠르다 66

30회 심호흡, 면역력을 높이는 가장 간단한 방법 70

기분 좋은 '틈새 스트레칭'으로 운동부족을 해소한다 73

효율적으로 걷는 요령 78

'과식하지 않는 몸' 만들기 81

일주일에 한 번 점심을 거른다 84

몸의 이상 증상이 깨끗이 사라지는 식사법 88

약이 필요 없는 몸을 만드는 숙면법 92

불면증을 치료하는 특별한 방법 96

스트레스와 사이좋게 지내는 법 99

식사량과 스트레스의 관계 103

3장 내 몸의 면역력을 높이는 생활 방식

약을 끊지 못하는 이유 107

제4의 길 – 주치의를 설득할 수 없을 때 112

약은 조심스럽게, 서서히 줄인다 115

4주간의 법칙이 수명을 결정한다 117

면역력을 높여주는 손톱자극요법 122

온몸의 혈액순환을 개선시켜 주는 냉온욕 126

3개월이면 당신의 몸이 달라진다 129

참을 수 없는 두통 즉시 해소하는 법 133

감기약은 백해무익 145

약 없이 고혈압을 치유한다 148

4장 의사의 도움 없이 90퍼센트의 질병을 스스로 고치는 법

원기왕성한 사람과 기운 없는 사람의 가장 큰 차이 157

당신은 무엇 때문에 매일 약을 챙겨 먹는가 160

기력이 없고 안색이 나쁜 데는 원인이 있다 166

약을 끊기 전에 해야 할 일 168

약이 너무 많아 불행한 사람들 171

정부, 의사회, 제약회사 – 약을 맹신하게 만든 장본인 176

질병의 90퍼센트는 저절로 낫는다 179

한 번에 약을 5종류 이상 복용해서는 안 된다 183

약 용량을 조절 못하는 의사는 자동판매기보다 못하다 186

5장 병원에 가기 전에 이것만은 알아두자

약을 버릴 곳을 고민하라 191
환자만 모르는 의료계의 무서운 이야기 195
의사가 후회할 때는 언제일까? 198
제약회사가 신약을 개발하는 또 다른 이유 200
아무도 제약회사를 건드리지 못하는 현실 202
제약회사가 성장하면 국민 건강이 좋아질까 205
의사가 진실을 말할 수 없는 이유 208
이렇게 환자는 만들어진다 210
한방과 한약은 어떤가 212
당신의 건강은 당신의 선택에 달려 있다 217

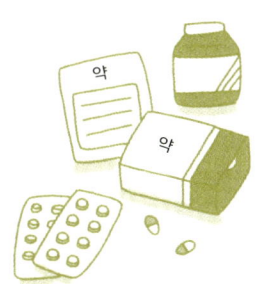

양해의 말
모든 일에는 예외가 존재한다. 이 책은 명확함을 최우선으로 하기 위해 소수의 예외가 존재한다는 사실을 충분히 숙지한 상태에서 이야기를 전개하였다. 이 점 미리 양해해 주기 바란다.

1장

약을 멀리해야 건강하게 장수한다

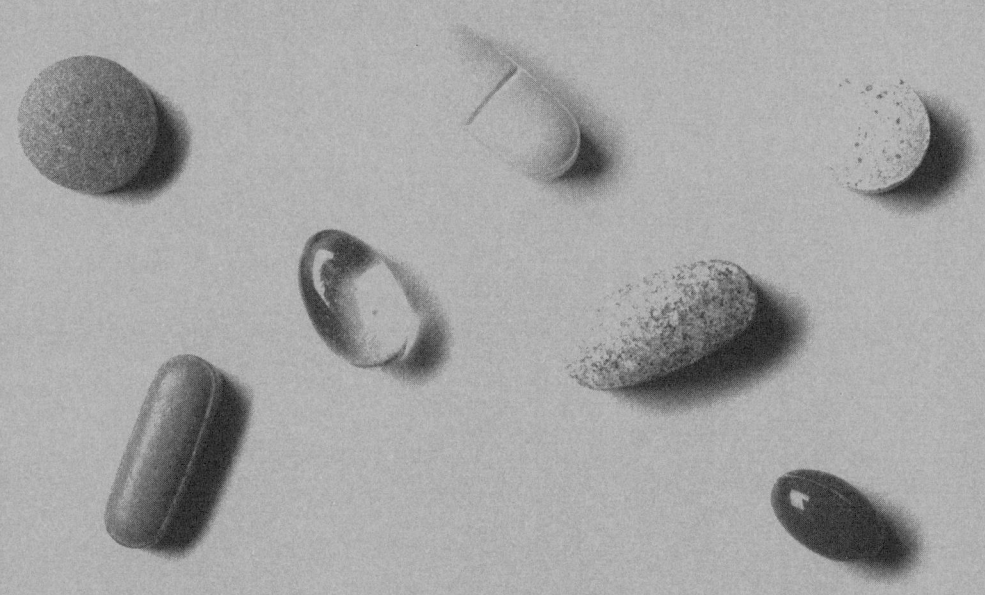

모든 약은 독이다. 약은 당신의 건강을 해칠지언정 건강을 지켜주지 못한다. 건강하게 장수하는 비결은 약을 버리는 데 있다. 실제로 장수하는 분들 중에 약을 많이 복용하는 사람은 한 사람도 없다. 장수할 만큼 몸이 튼튼해서가 아니라 정말 필요할 때 최소한의 약만 복용하기에 장수할 수 있는 것이다. 감기약, 변비약, 두통약, 혈압약 등 우리가 먹는 약의 90퍼센트는 필요 없는 약이다. 그런 불필요한 약이 면역력을 떨어뜨려 몸을 허약하게 만든다.

약과 의사가 많은 곳에 환자도 많다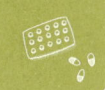

어느 날 갑자기 법률이 개정되어, 모든 약의 판매와 복용이 금지된다면?

물론 이런 일은 실제로 발생할 확률이 거의 없는 허무맹랑한 상상이다. 만에 하나라도 이런 사태가 벌어진다면 분명히 많은 사람이 곤경에 처할 것이고, 사방에서 격렬한 반발이 일어날 것이다.

그런데 그런 일이 생긴다고 해서 실제로 안 좋은 일만 생기는 것도 아니다. 약을 복용할 때보다 *더 행복해지는 사람도 많아질 것*이다. 아이러니하지만 약이 사라지면 곤란해지는 사람보다도 행복해지는 사람들이 훨씬 많다.

약과 의사가 많은 곳에 병으로 고통 받는 환자가 훨씬 많다.

나 역시 의사이다 보니 아주 드물지만 약을 처방해야 한다. 그런 내가 '약과 의사가 있는 곳이……' 와 같은 말을 하면 독자들은 그냥 흘려들을 수 없을 것이다.

그러나 병원과 제약회사를 포함한 의료계의 현재 상태를 보면 한 사람의 의사로서 자학적이고 비관적이 될 수밖에 없다.

지금으로부터 10여 년 전의 일이다.

1998년 10월, 전 세계 의료계에 충격을 안겨준 사건이 발생했다.

이것은 의료계에서는 대단히 유명한 사건이지만, 과연 여러분의 귀에까지 들어갔을지는 분명하지 않다.

'세계에서 의료가 가장 발달한 나라'인 미국에서 연간 10만여 명이 병이 아닌 **약물 부작용으로 사망한다**는 어처구니없는 사실이 밝혀졌다.

1994년 한 해 동안 미국에서는 환자에게 30억 건의 약을 처방했고, 200만 명 이상이 약물 부작용으로 입원하였으며, 그중 10만 명에 달하는 사람이 사망했다.

10만이라는 수치는 미국인의 사망 원인 순위로 볼 때 심장병, 암, 뇌졸중에 이어 4위를 차지할 만큼 굉장한 숫자이다.

다시 말해 미국인의 네 번째 사망 원인은 질병이나 사고가 아닌 의사에게 처방받은 '약의 부작용'인 것이다.

최고 의료 선진국임을 자랑하던 미국에서 어떻게 이런 믿을 수 없는 사태가 벌어지는지에 대해 의료계에서 심각한 논의가 이루어진 적이 있다. 그러나 무슨 이유에서인지 점점 수그러들더니 요즈음은 그런 논의가 이루어졌다는 기억조차 희미하다.

약은 인체 생태계를 교란시킨다

'약을 먹는다'는 것은 무슨 뜻일까? 약이 워낙 우리 생활에 깊숙이 침투해 있어서 이런 의문을 가져본 적이 없을지도 모르겠다.

우리 몸 안에서는 언제나 화학반응(효소반응)이 일어나고 있다. 약을 먹는다는 것은 체내 어딘가에서 이루어지고 있는 화학반응을 중지시키거나 반대로 촉진시켜서 몸의 흐름을 바꾸는 것을 의미한다.

강을 예로 들어보겠다. 어느 지역에 멈추지 않고 끝없이 흐르는 강이 있다고 해보자. 그 강의 어딘가를 막거나 흐름의 방향을 바꾼다면 과연 어떻게 될까?

물론 강을 막거나 흐름을 바꾸는 데에는 어떤 목적이 있을 것이며, 우선은 기대한 대로 그 목적을 달성할 수 있을 것이다. 하지만 그로 인해 기대한 효과만 나타나는 것이 아니다.

강의 흐름을 바꾸면 상류나 하류에서 강의 모양이 크게 달라지고, 강 유역의 생태계에도 많은 영향을 미친다.

인간의 몸도 마찬가지이다.

다시 말해 한 가지 치료 효과를 얻기 위해 겨우 1개의 약을 복용했을 뿐이지만, 그로 인해 몸 전체의 상태가 부자연스럽게 바뀔 수도 있다.

그것은 얼마나 위험한 일일까?

약의 부작용으로 사망하고 싶지 않다면 먼저 약은 '안전하고 유익한 것'이라는 당신의 굳은 믿음을 '위험하고 나쁜 것'으로 바꾸기 바란다.

그것만으로도 건강하게 장수할 수 있는 확률이 눈에 띄게 높아진다.

분명히 말하지만 '약'은 '독'이다.

'약'과 '독'은 반대되는 말이 아니라 동의어이다.

의사들은 약을 처방하기는 하지만, 약의 존재를 전면적으로 인정하지는 않는다. 사실대로 말하면 약을 처방하는 것은 "독은 독으로써 치료한다."라는 이치이며, 매우 위험한 줄타기와 같다. 솔직히 어쩔 수 없이 약을 처방하는 것이다.

그렇다고 해서 '약'을 '독'이라고 칭하면 말하는 입장에서도 마음이 편하지 않기 때문에, 자못 유익한 것인 듯 '독'을 '약'이라고 교묘히 바꿔서 표현한다.

나는 일찍이 "장수의 비결은 약이다!"라고 말하는 노인을 본 적이 없다. 실제로 장수하는 분들 중에서 약을 많이 복용하고 있는 사람을 만난 적이 없다.

오해가 없도록 말해두지만, 그들은 장수할 만큼 몸이 튼튼해서 장수하는 것이 아니다. 정말 필요할 때 최소한의 약만 복용하기에 장수할 수 있는 것이다.

바꿔 말하면 몸이 약해서 일찍 사망하는 것이 아니다. 필요 이상으로 약, 그러니까 독을 섭취한 탓에 조금 더 오래 살 수 있었음에도 일찍 세상을 떠난 경우도 많다.

묘약이 되는 약과 독이 되는 약

나는 있는 그대로의 사실만을 서술하고 있을 뿐이다. 처음부터 약에 대해 심하게 부정적으로 말했지만, 특별히 다른 뜻이 있어서 그런 것은 아니다. 물론 제약회사에 원한을 품고 있는 것도 아니다.

참고로 대부분의 의사는 의리가 강한 때문인지, 아니면 고상해서 그런지 좀처럼 부정적인 사실을 직접적으로 표현하려 하지 않는다.

대중매체 역시 광고주를 배려하지 않을 수 없기 때문에 어지간해서는 진실을 말하지 못한다. 주변에서 접하는 엄청난 약 광고를 보면 제약회사가 얼마나 거대한 광고주인지 짐작할 수 있다.

그러면 누가 사실을 말하는 것이 좋을까?

환자(소비자) 입장에서 있는 그대로 사실을 알려줄 대변자가 필요하다. 내가 바로 그 역할을 하고자 한다.

비록 그 수는 매우 적지만, 가능한 한 약을 사용하지 않고 환자를 치료하려는 양심적인 의사가 실제로 존재한다는 사실을 알려주고 싶다.

그런 기특한 의사는 약이 양날의 검과 같다는 사실을 충분히 이해하고 있으므로 '꼭' 필요한 경우에 한해서 최소한의 약을 처방한다.

그리고 반드시 경과를 신중하게 관찰하면서 필요에 따라 면밀히 양을 조절한다. 물론 적절한 시기가 되면 조속히 약을 중지한다.

이것이 의사 본연의 자세이다.

사람의 몸은 천차만별이어서 어떤 명의라 해도 약의 효과와 부작용을 사전에 100퍼센트 완벽하게 추측할 수는 없다. 무슨 일이 벌어질지 예측 불가능한 것이 약의 특성이며, 그렇기에 약을 처방하는 것은 의사 입장에서는 도박과 같다.

예를 들면 병원에서 진찰을 받기 전에 작성하는 문진표에는 반드시 '약에 대한 알레르기'에 대해 묻는 항목이 포함되어 있다. 과거에 알레르기 반응을 일으킨 약은 이번에도 알레르기를 일으킬 가능성이 높기 때문에 이것은 대단히 중요한 질문이다.

반대로 지금까지 안전했던 약이 이번에도 안전한가 하면, 완전히 그렇다고 단언할 수 없다. 이전에는 괜찮았다 해도 그 이후에 문제를 일으키는 경우가 간혹 있기 때문이다. 그러므로 약을 처방하는 일은 앞일을 예측할 수 없는 도박에 가깝다.

다시 말하지만 약은 독이다. 그런 위험물을 능숙하게 다룰 수 있는 전문가(의사나 약사)가 취급할 때 비로소 약은 그 진가를 발휘하여 '유용한 것'이 된다. 따라서 약이 유용하게 쓰이는 경우는 매우 한정되어 있다.

대단히 한정된 경우이지만 약이 유용하게 쓰이는 전형적인 예를 한 가지 들어보겠다.

스테로이드는 항간에서 악당 취급을 받고 있지만, 이것이야말로 필요한 순간에 사람의 생명을 구하는 얼마 안 되는 약 중에 하나이다.

기관지천식이라는 질병이 있다. 병세가 무거운 편이 아니어서 평소에는 거의 증상이 나타나지 않기 때문에 몸이 아픈 게 맞느냐는 오해를 사기도 한다.

그러다 어느 날 갑자기 제대로 호흡을 하지 못할 정도로 염증이 심해지면 기관지가 막히게 된다. 얼마 전까지 정상적으로 숨을 쉬고 있었는데 돌발적으로 호흡곤란을 일으키면 거의 숨을 쉬지 못하기 때문에 그대로 방치하면 결국 사망하게 된다.

메밀 알레르기도 몹시 위험한 증상이다. 메밀에 알레르기 반응을 보이는 사람이 실수로 메밀을 먹게 되면 갑자기 온몸의 혈관이 열리면서 혈압이 떨어져 쇼크에 빠지게 된다. 대개는 의식을 잃게 되므로 그대로 방치하면 생명을 잃는 것은 시간문제이다.

두 질병으로 인해 위험 상황에 처했을 때 즉각 스테로이드를 주사하느냐, 못하느냐에 따라서 생사가 결정된다. 기관지천식으로 호흡곤란을 일으키거나, 메밀 알레르기로 쇼크 상태일 때 스테로이드라는 약이 없으면 아무리 실력이 뛰어난 의사라 해도 환자를 구할 수 없다.

스테로이드는 염증 반응을 즉시 진정시키는 묘약이다. 그래서 스테로이드 덕분에 생명을 구한 사람이 수없이 많다.

실제로 일본에서는 연간 약 6,000명에 달하는 사람들이 기관지천식 발작으로 희생되고 있다. 이것은 교통사고로 인한 사망자 수를 능가하는 수치로, 적절한 처치를 받았더라면 생명을 구할 수 있었을 것이다.

약 중에서 지극히 소수지만 '꼭 필요한 약'도 있다. 물론 상당히 신중하게 취급해야 하고 동시에 사용 범위가 매우 한정되어 있다.

약이라는 것은 본디 잘못 사용하면 사람을 죽음으로 몰고 갈 수도 있으므로 결코 함부로 사용해서는 안 된다.

유능한 의사는 약을 사용하지 않는다

의사의 처방 내용을 자세히 살펴보지 않고 약의 양만 보고도 간단히 의사의 역량을 측정할 수 있다. 대개 약을 많이 주는 의사는 그리 좋은 의사가 아니다.

간혹 환자들 중에 약을 많이 처방해주는 의사에게 고마움을 표시하는 사람들이 있는데, 사실은 완전히 반대다. 제대로 된 의사는 어떻게 처방 약을 줄일 수 있을지 늘 고민한다.

능력이 없는 의사일수록 약을 많이 처방한다. 왜냐하면 자기 실력으로 환자를 치료할 자신이 없기 때문이다. 그 외에 다른 이유가 있다면 그저 돈을 벌고 싶어서 그랬음이 틀림없다.

이런 의사는 환자가 호소하는 증상마다, 혹은 그 이상으로 약을 처방하므로 처방전에 적힌 약의 종류가 많아질 수밖에 없다.

그렇게 약을 처방할 거라면 의사가 아니라 자판기로도 처방이 가능하다. 만약 정말 그런 자판기가 있다면 분명히 자판기 쪽이 의사보다 더 정확할 것이다. 게다가 병원을 방문한 사람들은 '3시간을 기다려 3분 진료를 받는다.' 라는 말들을 자주 하는데, 자판기라면 증상에 맞게 버튼만 누르면 되므로 3시간씩 기다릴 필요가 없다.

의사를 자판기에 비교한 것은 심술궂은 농담이지만, 약을 많이 처방하는 의사를 보면 그들의 무심함에 이런 비딱한 말을 안 할 수가 없다. 그들은 아무 생각 없이 환자가 호소하는 증상이 한 가지씩 늘 때마다 그에 맞는 약을 하나씩 더해서 처방한다.

물론 그런 의사에게 고마움을 느끼는 환자에게도 문제가 있다. 태만한 의사와 무지한 환자라는 조합이 약이 넘쳐나는 사회를 만들어낸 것이다.

실력에 자신이 없는 의사는 약을 처방하는 것이 본인에게 안전하다고 생각한다.

왜냐하면 우연히 약의 효력이 나타나 환자가 나으면 다행이고, 효과가 별로 없거나 약의 부작용으로 환자가 고통스러워할 때는 모든 것을 자신의 실력이 아닌 약의 탓으로 돌리면 되기 때문이다.

환자의 요구에 따라서, 게다가 더할 나위 없는 표준적인 치료 방법으로 의료행위를 했기 때문에 의사는 비난을 받지 않는다.

만약 환자에게 약을 처방하지 않고 자연치유력을 높이는 방법을 조언하면 어떻게 될까?

환자는 사소한 증상이라도 나타나면 '약을 주지 않아서 병이 악화되었다'고 비난할 것이다. 의사는 돌팔이라는 악평을 받거나 자칫하다가는 고소를 당할지도 모른다.

그렇게 되면 여러모로 번거롭고 난처한 상황에 처하게 되므로, 의사 입장에서는 차라리 환자 요구대로 약을 주는 편이 안전하다.

의사 한 사람이 아닌 의료계 전체의 문제이므로 그 심정을 이해 못하는 바는 아니지만, 역시 환자를 최우선으로 생각한다면 그냥 지나칠 수 없다.

현재 자신이나 가족이 의사에게 진료를 받고 있다면, 처방받은 하루치 약의 종류를 세어보기 바란다. 약의 종류가 다섯 가지를 넘는다면, 담당의는 자기 실력에 자신이 없는 조금 위험한 의사일지도 모른다.

처음에 언급했듯이 사실 의사로서 약 한 가지를 처방하는 데에도 큰 용기가 필요하다. 어쩌면 몇 분 뒤에 뜻밖의 알레르기 증상이 발생하여 눈앞의 환자가 생명을 잃게 될지도 모르기 때문이다.

이런 위험에 자신의 생명을 맡겨야 한다면 그 방법 외에 다른 방법은 없는지 자연스럽게 궁금해질 것이다.

소신을 갖고 말하자면 대부분의 경우는 그런 위험을 무릅쓰면서까지 약을 복용할 필요가 없다.

단 한 가지 약도 우리 몸에 위협이 될 수 있는 만큼, 복용하는 약

즐거운 관계 — 좋은 의사는 이야기를 잘 들어준다!

의 종류가 많아지면 약 자체의 작용뿐만 아니라 약물 간의 상호작용 가능성도 고려해야 하기에 위험성은 더욱 커진다.

그러고 보면 안이하게 약을 대량으로 처방하는 의사가 얼마나 무책임하고 환자를 배려하지 않는지 깨달을 수 있다.

의원병, 약으로 인해 생기는 병

의원병(약으로 인해 생기는 병)이라는 무서운 질병에 대해 들어본 적이 있는가? 의사에게 치료를 받다가, 혹은 의사가 처방한 약을 복용하다가 걸리지 않아도 될 병에 걸리는 것을 말한다.

예를 들어 1장 서두에서 언급했듯이 미국에서 약의 부작용으로 사망한 10만 명이 바로 의원병 희생자들이다.

참으로 어이없는 현실이 아닐 수 없다. 마치 선량한 시민이 믿었던 영웅 슈퍼맨에게 공격을 당한 것과 진배없다.

이처럼 불합리한 의원병은 결코 드문 일이 아니며, 오히려 다반사로 일어나고 있다 해도 과언이 아니다.

실제 사례는 얼마든지 들 수 있지만, 전형적인 두 가지 예를 들어보겠다.

1960년대 후반부터 70년대 초반까지 일본에서는 감기에 걸리면 바로 해열제를 주사했다. 그 당시에는 주사바늘이 지금처럼 1회용이 아니라 재사용이 가능해서 바늘 하나로 여러 사람에게 주사를 놓았다.

실상은 1940년대 후반부터 이미 주사바늘을 재사용하는 것은 위험하다는 사실을 알고 있었지만, 정부는 아무런 조치도 취하지 않았다.

그 결과 B형 간염 바이러스, C형 간염 바이러스에 감염된 사람이 몇 백만 명이나 되는 사태가 벌어졌다.

물론 감염된 사람들에게 책임이 없는가 하면 그렇지 않다. 그들 역시 함부로 해열제 주사를 맞아 불필요한 위험에 노출된 책임이 있다.

여러분이 잘 알고 있는 '탈리도마이드(Thalidomide) 사건'도 마찬가지이다.

당시 단순한 수면제로 판매되던 탈리도마이드에는 태아의 기형을 초래하는 엄청난 부작용이 숨겨져 있었다.

아무 죄 없는 임산부들이 무심코 수면제를 복용한 탓에 300명의 아이들이 기형이라는 가엾은 장애를 가지고 태어났다.

게다가 해외에서는 이미 발매 중지됐음에도 불구하고 일본정부가 신속히 판매 중지 명령을 내리지 않아 피해를 당한 경우가 절반에 이른다.

결국 희생은 고스란히 환자들의 몫으로 남고, 의사는 거의 신경 쓰지 않고, 국가와 제약회사는 형식적인 사죄를 하는 선에서 끝나는 것이 의원병의 실태이다.

약에 의한 피해가 끊이지 않고 반복되는 것은 정부가 말로만 떠들 뿐 국민에게 전혀 관심을 기울이지 않고 있다는 반증이다.

이런 상황에서는 스스로 자신을 지키는 수밖에 다른 도리가 없다. 의식만 바꾸면 의사나 약에 의존하지 않고 건강하게 장수할 수 있다.

두통약을 먹어도 두통은 낫지 않는다

애초에 약은 무엇을 위해 존재하는 것일까? 한마디로 말하면 '임시방편', 즉 어쩔 수 없는 경우 응급처치를 위해서 존재한다.

앞에서 소개한 천식발작이나 메밀 알레르기와 같이 근본적인 치유가 아닌 '임시방편'이 목숨을 구하는 경우도 있으므로 존재 가치가 전혀 없다고는 할 수 없다.

단, 다음 질문에 대해서는 심사숙고하기 바란다.

약으로 병을 치료할 수 있다고 생각하는가?

누구든지 경험한 적이 있는 두통을 예로 들어보겠다.

지금 당신이 심한 두통으로 괴로워하고 있다고 가정해보자. 물론 잠깐 있으면 진정되겠지만 도저히 참을 수가 없다. 게다가 곧 중요한 회의에 참석해야 한다.

두통약 광고에 나올 듯한 상황이다. 이때 두통약을 먹으면 금방 두통은 가라앉는다.

그렇지만 엄밀히 말해서 두통이라는 증상, 즉 '통증'이 멈춘 것일 뿐 두통 자체를 치료한 것은 아니다.

악취를 내뿜는 것에 뚜껑을 덮었을 뿐이므로 아직 당신의 몸에는 악취의 근원이 남아 있다.

그래서 약을 복용하는 것은 임시방편이라고 말하는 것이다.

그렇다면 두통약을 먹는 것은 전혀 의미가 없는 것일까?

꼭 그렇지는 않다.

두통을 비롯해 '통증'이란 어쨌든 골칫거리이며, 어떤 의미에서는 인류의 적이 아닌가 하는 생각이 들 정도이다. 시간이 지나면 자연스럽게 가라앉는다는 것을 알면서도 조금이라도 빨리 불쾌한 증상에서 벗어나고 싶은 마음은 누구나 마찬가지이다.

때로는 머리가 아프면 두통약을 복용할 수도 있다. 그러나 습관적으로 복용하는 것은 이야기가 전혀 다르다.

고작 두통약인데 자주 복용한다고 무슨 일이 있겠느냐고 안일하게 생각할 수도 있지만, 전혀 그렇지 않다. 두통약을 상습적으로 복용하면 암을 일으킬 수도 있다.

사실 암환자들 중에는 두통약(소담진통제)을 습관적으로 복용한 사람들이 적지 않다. 꼭 암까지는 아니어도 두통약을 애용하는 사람 중에 면역을 담당하는 세포인 림프구의 수가 극단적으로 감소된 경우가 많다.

이와 같이 경솔하게 두통약에 계속 의존한다면 엄청난 병을 키울 수도 있다.

고작 두통약일 뿐인데, 자주 복용하면 경우에 따라 생명을 잃을지도 모른다니, 정말 어이없는 일이 아닐 수 없다.

장기적으로 약을 복용하기 전에 먼저 두통의 원인을 해소하는 것이 중요하다.

구체적인 방법은 다음에 소개하겠지만, 대부분의 두통은 생활습관 때문에 발생한다. 생활습관을 조금만 고치면 해소되는 경우가 많다.

약은 단기간 복용하는 것이 철칙

약을 복용하는 데는 항상 위험이 따른다. 지금까지 말한 내용을 통해서 대강 이해했으리라 생각한다.

약은 당신의 건강을 해칠지언정 건강을 증진시켜 주지는 않는다.

이렇게 단언하면 놀라는 사람이 있을지도 모르겠지만, 정말 그렇다. 결코 무슨 일이 있어도 약을 습관적으로 복용해서는 안 된다.

'위장약 정도는 괜찮겠지……, 해롭지 않을 거야'라고 생각할지 모르나, 모든 약에는 부작용의 위험이 있으며 어떤 약도 예외는 없다.

확실히 위장약은 안일하게 처방되는 대표적인 약 중에 하나다. 다음 이야기를 들으면 앞으로는 위장약을 무심코 먹지 못할 것이다.

건강하게 생활하던 78세의 할아버지가 어느 날 위장이 조금 안 좋아서 집 근처 병원을 찾아가 진찰을 받았다. 의사는 진단 결과 급성위염이라며 지극히 일반적인 위장약 시메티딘(Cimetidine)을 처방해주었고, 할아버지는 바로 그 약을 복용했다.

그런데 어떻게 된 일인지 할아버지는 다음날부터 알 수 없는 말을 중얼거리고, 괴성을 지르기 시작했다. 주변 사람들은 할아버지가 갑자기 치매에 걸린 건가 싶어 크게 걱정했다. 그러던 중 복용하던 위장약 시메티딘을 끊자 놀랍게도 증상이 사라졌다.

의료계에서는 '새로운 약을 복용하면, 무슨 일이 생길지 아무도 모른다.' 라는 말이 있다. 그만큼 새로운 약을 처방할 때는 어떤 부작용이 일어날지 알 수 없으므로 주의를 기울여야 한다.

그렇다 해도 '지극히 평범한 위장약' 이 그런 증상을 일으킨 이유는 무엇일까? 믿기 어렵겠지만 이것이 약의 무서운 점이다.

위산 분비를 조절하는 H_2수용체 차단제인 시메티딘은 위에 작용하는 약이지만, 신경과 정신에도 작용을 한다. 특히 노인이나 신장 기능이 저하되어 해독 능력이 약한 사람이 별 생각 없이 복용하면, 드물지만 알코올이나 모르핀 중독 및 급성 전염병에 걸린 것처럼 의식이 혼탁해지거나 착각이나 망상, 알아들을 수 없는 말을 하기도 하고, 조울증 증상과 더불어 마비와 경련을 일으키기도 한다.

이런 사실을 정부는 좀처럼 공표하려 하지 않으며, 처방하는 의사도 약의 위험성에 대해 신경 쓰지 않는 경우가 태반이다.

기껏해야 위장약인데 너무 심각하게 생각하는 거 아닌가 싶을 수도 있지만, 역시 약이므로 결코 얕보아서는 안 된다.

단, 먹는 기간이 짧으면 상황에 따라 단점보다 장점이 큰 경우도 있다. 이것이 약의 유일한 존재 의의이다. 그 이외에는 약을 먹지 않는 것이 가장 좋다.

그래서 유능한 의사는 약을 처방하지 않는다.

하지만 이런 선량한 의사들은 때때로 '돌팔이 의사'라는 비난을 받는다. 약을 아끼지 않고 주는 의사가 '좋은 의사'라고 오해하는 환자가 많기 때문이다.

'저 의사는 말만 하면 바로 약을 줘. 정말 친절한 의사야.' 이렇게 약에 대해서 무모한 믿음을 가지고 있는 사람을 보면 정말이지 할 말이 없다.

그래서 약의 공과 죄에 대해서 한층 더 소리 높여 몇 번이고 반복해서 들려주고 싶다.

변비, 몸이 보내는 옐로카드

변비로 자주 고생하는 편이라 변비약을 먹는다. 이것은 매우 잘못된 행동이다.

급성변비는 대장암이나 장폐색증이라는 중대한 질병의 원인이 될 수 있지만, 만성변비는 대체로 생사를 좌우할 만한 중병이 아니다.

다만 변비에 걸린 것 자체는 문제이다.

생명을 유지하는 데 꼭 필요한 과정인 소화, 흡수, 배출이 원활하게 이루어지지 않고 있다는 하나의 증거이므로, 가볍게 보아 넘겨서는 안 된다.

그렇다고 변비약으로 해결하려는 것은 옳지 못하다.

변비란 한마디로 장이 충분히 제 기능을 하지 못해서 변이 나오지 않는 증상이다.

이것을 간단히 변비약으로 해결하면 장의 기능이 약해져서 점점 더 제 기능을 못하게 된다. 그렇게 되면 결국에는 변비약도 효험이 없어지기 때문에 약의 양과 종류를 늘려야만 한다. 약의 복용량을 늘리거나 종류를 바꾸면 한동안은 효과를 볼 수 있지만, 갈수록 장이 제 기능을 못하게 되므로 다시 약의 효과가 없어지는 것은 시간문제다.

이런 악순환을 반복하다 보면 나중에는 변비약을 대량으로 먹어도 며칠에 한 번 정도밖에 변을 못 보게 될 수도 있다.

변비약에 의존하는 사이에 장은 자발적으로 움직이지 않아도 배변이 가능하다는 사실에 익숙해져서 스스로 움직이는 법을 잊어버리고, 급기야 약 없이는 변을 못 보는 상황이 벌어지게 된다.

약을 복용하는 사람도 '약을 먹으면 개운하게 볼일을 볼 수 있으니 그걸로 된 거 아냐?'라고 생각하게 된다.

이러는 사이에 점점 변을 못 보게 된다. 이로 인해 결국 심각한 건강장애가 생기게 되므로 약에 의존하는 생활태도를 바꿔야 한다.

만성변비는 당장 생사가 갈리는 문제는 아니다.

그래도 긴 안목으로 봤을 때 변비의 원인이 자연치유력을 저하시켜 수명에 영향을 미치는 것은 틀림없다.

변비는 몸이 '어딘가 이상하다'고 알려주는 옐로카드인 셈이다.

변비의 원인은 여러 가지이다. 사람에 따라서 스트레스가 원인일 수도 있고, 불규칙한 생활리듬일 수도 있으며, 식생활에 문제가 있거나 단순히 운동 부족이 원인일 수도 있다.

중요한 것은 그 원인을 내버려두면 얼마 안 있어 더 큰 병이 될 가능성이 높다는 사실이다.

심각한 질병에 비하면 변비는 우습게 여겨질지도 모르지만, 변비는 일종의 지표이다. 변비가 생긴 데에는 원인이 있을 것이며, 건강을 위해서 그 원인을 개선하라고 몸이 경고를 보내는 것이다.

그렇게 받아들이면 변비를 가볍게 무시할 수 없을 것이다.

'나는 체질적으로 변비에 잘 걸려'라고 말하는 사람이 있는데, 그런 '체질'은 없다. 변비는 잘못된 생활습관으로 인해 생기는 것이므로, 변비가 오래 계속된다면 자신의 생활습관을 되돌아볼 필요가 있다.

행복한 몸과 불행한 몸의 가장 큰 차이

항생제에 관한 무서운 이야기 – 효과가 뛰어나다는 것

약은 독이라고 했는데 인류의 '구세주'인 항생제 역시 예외가 아니다.

1970년대부터 1980년대 중반 무렵 일본은 항생물질 생산과 소비에 있어 세계 1위를 차지한 적이 있다.

지금은 생산량과 소비량 모두 1위 자리를 중국에게 내주었지만, 그래도 여전히 일본인의 항생물질 소비량은 세계 최고 수준이다.

앞에서 서술한 바와 같이 항생물질은 말하자면 인류의 '구세주'이다.

인류의 역사는 전염병과의 싸움, 즉 세균과 같은 미생물과의 싸움의 연속이었다. 페스트, 매독, 결핵, 폐렴 등 세균에 의한 질병은 일찍이 수많은 사람의 목숨을 앗아갔다.

지금은 항생물질 덕분에 모두 치유가 가능하다. 항생물질의 발견은 인류의 역사를 밑바닥에서부터 바꾸었다고 해도 과언이 아니다.

하지만 항생물질 역시 다른 약과 마찬가지로 좋은 점만 있는 것은 아니다. 항생물질의 남용으로 인해 항생물질로도 치료할 수 없는 강력한 병원균이 등장하여 인류를 위협하고 있다.

항생물질에 내성을 가진 균은 메티실린내성 황색포도상구균(MRSA), 반코마이신내성 장구균(VRE), 다약제내성 병원체(MDRP) 등 너무 많아서 셀 수 없을 정도이다.

이런 강력한 병원균은 우리가 항생물질을 사용하면 사용할수록 더 늘어날 것이다.

그럴 수밖에 없는 것이 항생물질로 치료가 가능한 '순수한 균'은 도태되어 사라지고, 소위 항생물질로 치료할 수 없는 균만 살아남게 되므로 점점 강력한 균이 늘어나는 것은 당연하다.

항생물질의 무서운 점은 너무도 '효과가 뛰어난' 나머지 우리 몸 안에 필요한 균까지도 없앤다는 것이다.

그 증거로 항생제를 먹으면 뱃속이 불편해진다. 병원균뿐만 아니라 장내세균도 같이 죽이기 때문이다.

앞에서 인류의 역사는 미생물과의 싸움의 연속이었다고 말했지만, 미생물은 우리 인류에게 수많은 도움을 주기도 했다.

특히 장 안에는 이로운 미생물이 공생하고 있는데, 미생물 수는

100조에 달한다고 한다.

　인류의 역사는 고작 4~500만 년인데 비해 미생물의 역사는 40억 년이 넘는다. 겨우 항생물질을 발견한 정도로 세균과의 싸움에서 이겼다고 생각한다면, 인류의 교만이라고 할 수밖에 없다.

　그리 생각하면 항생물질에 반응하지 않는 병원균의 등장은 '미생물의 역전승'이라 할 수 있다. 미생물이 지구의 신참자인 인류를 비웃는 것처럼 여겨지기도 한다.

　요즈음은 한 번에 여러 가지 세균을 없애는 항생제가 인기가 있다. 그런 항생제를 복용하면 여러 균이 공생하고 있는 장내 환경은 엉망이 되고, 어떤 강력한 항생물질에도 끄떡없는 세균의 수는 점점 늘어나게 된다.

　그리하여 개인적인 차원에서는 면역력(자연치유력)이 순식간에 저하되고, 사회적인 차원에서는 항생물질에 내성을 지닌 일명 슈퍼박테리아로 불리는 다제내성균이 갈수록 확산되는 사태가 벌어진다. 결국 우리 스스로 목을 조르고 있는 셈이다.

　세상만사 정도가 지나쳐서 좋을 것이 없듯이 아무리 항생물질이 인류의 구세주라 해도 역시 지나친 남용은 커다란 부작용을 낳는다.

　'약은 독이다'라는 사실은 여기에서도 변함이 없다.

무리하게 혈압을 낮추지 않는다

혈압이 높아지면 혈압을 낮추기 위해 약을 복용해야 한다고 다들 믿고 있다. 현재 당신을 진료하는 의사도 분명히 그렇게 말할 것이다.

과연 그것이 올바른 방법일까? 앞의 내용을 읽은 사람이라면, 크게 잘못된 생각이라는 사실을 이미 짐작했으리라 생각한다.

물론 항상 최고혈압이 200을 넘는 경우에는 다소 혈압을 낮춰주는 편이 좋을지도 모른다.

한정된 기간 동안 혈압약을 복용하는 것도 좋지만, 스트레스를 잘 관리해서 몸과 마음을 편하게 하고, 생활습관을 바꾸어 자연스럽게 혈압을 낮추는 것이 바람직하다. 그 정도의 배려로 충분하리라 생각한다.

이렇게 말하는 까닭은 혈압이 올라가는 것이 그렇게 우려할 만한 증상이 아니기 때문이다. 우리 몸이 어떤 이유로 혈압을 올린 것이므로 무리해서 낮추려고 애쓰지 않아도 된다는 뜻이다.

그러면 혈압은 왜 올라가는 것일까?

우리 몸 구석구석까지 산소와 영양소를 전달하고, 이산화탄소와 노폐물을 몸 밖으로 배출할 수 있는 것은 모두 혈액순환이 원활하게 이루어지는 덕분이다.

나이를 먹으면 혈관 안에 찌꺼기가 쌓여 혈관이 점차 좁아지기 때문에 그만큼 혈액의 압력이 높아지지 않으면 혈액이 원활하게 흐르지 못한다. 이것은 자연스러운 현상이다.

다시 말해 혈압이 올라가는 것은 몸이 피의 흐름을 촉진시키기 위한 과정에서 발생한 현상이다.

그런 상황에서 갑자기 약으로 혈압을 낮추면 어떻게 될까?

아무런 예고 없이 피의 흐름(특히 중요한 모세혈관의 흐름)이 악화될 것이다. 혈액순환이 나빠지면 체온이 내려가고, 영양소 섭취와 노폐물 배출이 원만하게 이루어지지 않아 자연치유력(면역력)은 금방 저하된다.

혈액순환을 개선하기 위해 한창 애쓰는 몸에게 혈압약 복용은 심한 처사가 아닐 수 없다.

우리 몸은 대단히 현명하다. 온몸의 혈액순환이 나빠지면 자연치유력이 저하된다는 사실을 잘 알고 있다. 그렇기 때문에 혈압을 올려서라도 피의 흐름을 촉진시키려고 부지런히 노력한다.

혈압이 높아졌을 때 혈압약을 복용하는 행위는 우리 몸에게는 '불필요한 배려' 인 셈이다.

그럼에도 불구하고 정부의 권고안에는 오로지 '혈압을 낮추라' 고만 되어 있다.

구체적으로 말하면 65세 미만은 최고혈압 129 이하, 최저혈압 84 이하여야 하고, 65세 이상은 최고혈압 139 이하, 최하혈압 89 이하여야 한다고 한다. 이것은 '국제고혈압학회' 의 기준이며, 놀랍게도 세계보건기구(WHO)가 보증하고 있다.

만약 혈압이 높지만 아무 문제없이 생활하는 노인이 혈압약을 복용하여 무리하게 최고혈압 139 이하, 최저혈압 89 이하로 낮추면 어떻게 될까?

갑자기 온몸의 혈액순환이 악화되어 기력이 없거나 식욕을 잃기도 하고, 사람에 따라서는 치매 증상을 보이기도 한다.

내 생각에 이런 증상이 나타나는 것은 전혀 놀랍지 않다. 혈압이 높은 듯해도 문제없이 잘 지내는 상태에서 혈압을 강제로 급격히 낮춘 것이므로 당연한 결과이다.

국제고혈압학회가 발표한 기준도 근거가 없는 말은 아니다.

국제고혈압학회의 혈압 관리 기준은 '혈압을 낮추면 심근경색에 걸릴 확률이 더 낮아진다' 는 데서 기인한 것으로, 확실히 일리가 있는 말이다.

단지 어디까지나 발병할 '확률'이지 '사망률'이 아니라는 점을 기억하기 바란다. 그리고 이 근거에는 다음과 같은 단서가 붙어야 공평하다.

'단, 혈압을 낮추면 사망률(암을 비롯한 모든 사망 원인을 포함한다)은 높아진다.'

다시 말해 '혈압을 낮추면 심근경색에 걸릴 확률은 낮아지지만, 전체적으로 사망할 확률은 높아진다.'는 의미이다.

나는 이런 상황이 꼭 사기 같다는 느낌이 드는데, 여러분의 생각은 어떠한가.

혈압이 다소 올라가도 두려워할 것은 없다. 나는 환자에게 평소 최고혈압이 200 이하를 유지한다면 '몸이 혈액순환을 조정하는 과정'으로 받아들이라고 설명한다.

다만 혈압이 올라가는 데는 이유가 있을 것이므로, 스트레스에 대한 대처 방법을 포함해서 생활습관을 점검하고, 자기 스스로 노력하여 자연스럽게 혈압이 낮아지도록 노력해야 한다.

수면제는 수명을 단축시킨다

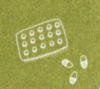

수면제를 상습적으로 복용하는 사람은 수명이 짧다는 보고 자료가 있다. 이 말을 듣고 놀라는 사람이 있을지도 모르겠으나, 곰곰이 생각해보면 당연한 결과이다.

수면제 남용은 림프구의 기능을 저하시킨다.

비유적으로 표현하자면 늘 수면제를 복용하는 사람의 림프구는 술에 만취한 상태와도 같다. 림프구는 면역을 담당하는 세포이므로, 이것은 면역력의 약화로 이어지고 결과적으로 수명을 단축시키는 것이다.

어느 연구에 의하면 수면제인 '트랭퀼라이저'(tranquilizer)를 복용한 사람들의 사망률이 남성의 경우 31퍼센트, 여성은 39퍼센트

증가했다.

　최근에 불면증으로 고민하는 사람이 많아졌다. 그러나 지금까지 불면증으로 사망한 사람은 없다. 물론 불면증의 원인을 찾아서 치료는 해야겠지만, 약을 복용하는 것은 근본적인 해결에 전혀 도움이 되지 않는다.

　일단 수면제를 복용하기 시작하면 반드시 내성이 생겨 더욱 잠들기 어려워진다. 그러면 효능을 얻기 위해 자연히 수면제 복용량을 늘리거나 수면제의 종류를 바꿔야 한다.

　더욱 상태가 악화되면 수면제 이외에 다른 약을 함께 처방받아야 할지도 모른다.

　예를 들어 노인요양시설에서 생활하는 노인들 대부분은 수면제 처방을 받는다.

　그런데 환자의 특성을 고려하지 않고 일률적으로 처방하다 보니 수면제가 맞는 경우가 매우 드물다. 약을 먹으면 쉽게 잠들 수는 있지만 한밤중에 갑자기 깬다든지 다음날 정오까지 잠을 자는 등 오히려 하루 생활리듬이 틀어지는 일이 다반사이다.

　그러는 사이 불면증은 더욱 심해지고 갈수록 수면제를 먹어도 잠을 못 이루게 된다. 상황이 이렇다 보니 다음에는 수면제에 신경안정제를 함께 처방받게 된다.

　이렇게 악순환이 반복되면서 끝내는 몸과 마음이 망가져 폐인이 되는 이들이 실제로 적지 않다.

이것이 수면제, 나아가서 모든 약의 무서운 점이다.

나 역시 쉽게 잠들지 못할 때가 있다. 그러나 결코 수면제의 힘을 빌리지는 않는다.

왜냐하면 직업상 수면제의 위험성을 잘 알기 때문이다.

잠이 안 와서 수면제를 먹는 것은 매우 손쉬운 해결책으로 보일지도 모르지만, 장기적으로 봤을 때는 현명하지 못한 선택이다.

'잠이 잘 안 와서……' 라는 단순한 이유로 소중한 수명이 단축될 수도 있다.

요즘에는 나이 든 사람만이 아니라 젊은 사람들 중에도 불면증을 호소하는 경우가 많으며, 의외로 수면제를 상습적으로 복용하는 사람도 적지 않다.

수면제를 복용하고 있는 이들의 이야기를 찬찬히 들어보면, 우연한 계기로 수면제를 복용하게 된 경우가 많다. 예를 들면 감기로 병원에 갔다가 의사에게 불면증을 호소하자 덤으로 수면제를 처방해준 것이 계기가 되었다는 식이다.

처음에는 잠이 안 올 때만 먹던 것이 갈수록 복용하는 횟수가 늘어서 언제부턴가는 매일 복용하게 되고, 어느새 약이 없으면 잠을 못 이루는 상태가 된 사람도 많았다.

최근에 나온 수면제는 무서울 정도로 효과가 좋다. 효과가 빠르게 나타나는 약은 그만큼 부작용의 위험성 역시 크다는 사실을 알아야 한다.

나는 이러한 상황에 심한 분노를 느낀다.

의사는 수면제의 위험성을 누구보다 잘 알고 있는 사람이다. 그런데도 불구하고 수면제를 안일하게 처방하는 바람에 거리에 대량의 수면제가 나돌고 '수면제 중독자'는 계속 늘고 있다.

게다가 수면제가 범죄에 악용되는 경우도 있다. 아이에게 수면제를 먹여 재운 뒤 외출하는 어처구니없는 짓을 저지르는 부모도 있다고 한다.

그런 의미에서 생각 없이 수면제를 처방하는 의사는 범죄자에 가깝다고 할 수 있다.

건강 검진 결과에 현명하게 대처하는 법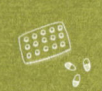

이렇게까지 말했는데도 여전히 아프면 약을 먹어야 한다고 생각하는가?

만약 그런 사람이 있다면 여기서 한 가지 묻겠다.

건강에 꼭 약이 필요하다고 생각하는가?

이 질문의 답이 'NO' 라는 사실에는 누구도 이의가 없을 것이다.

그러면 몸 상태는 좋지 못하나 아직 질병에 걸리지 않은 '미병'(未病) 단계일 때 약이 필요할까?

미병은 아직 자신의 힘으로 건강을 되찾을 수 있는 상태이므로, 이 질문 역시 고민할 것도 없이 대답은 'NO' 이다.

'미병' 상태일 때는 약을 복용할 필요가 없다는 사실을 머리와 마음속 깊이 새겼다면, 이 책의 목적 중 절반은 달성한 셈이다.

만약 당신이 건강검진에서 '대사증후군'(Metabolic syndrome)이란 말을 들었다고 가정해보자.

그 말을 듣는 순간 당신은 갑자기 자신이 병자가 된 듯한 느낌이 들 것이다. '빨리 의사에게 진찰을 받고 약을 먹어야겠어!' 라고 생각하는 사람도 있을 것이다.

그러나 속단해서는 안 된다. 대사증후군은 '질병' 이라기보다 '미병' 이라고 하는 것이 더 적합하다.

누가 봐도 병명처럼 보이는 '대사증후군' 이라는 이름부터가 잘못됐다. 대사증후군이란 한마디로 '과식 + 운동 부족' 인 상태를 의미한다.

'과식 + 운동 부족' 이므로 의사에게 진찰받을 필요도 없고, 약을 먹을 필요도 없다. 의사의 진찰을 받지 않아도 되니까 그 무서운 '의원병' 에 걸릴 염려도 없다.

물론 단순히 '과식 + 운동 부족' 이라 해서 가볍게 보아 넘겨서는 안 된다.

만약 '과식 + 운동 부족' 상태를 그대로 방치하면 결국에는 심근경색, 뇌경색 혹은 암과 같은 생명을 위협하는 질병으로 발전할 수도 있다.

그러면 어떻게 하는 것이 좋을까?

여러분은 이미 답을 알고 있다.

잘못된 생활습관을 개선하면 '과식＋운동 부족'은 충분히 스스로 해결할 수 있는 문제이다.

그런데 굳이 의사에게 처방을 받고 약을 꾸준히 복용하면 어떻게 될까? 과연 그렇게 해서 대사증후군을 치료할 수 있을까?

물론 약을 복용하면 검사수치는 빠르게 정상화될 것이다.

그러나 완전히 치유되었다고 할 수는 없다. 근본적인 치료가 아닌, 단지 표면적인 증상에 따라 치료하는 대증치료에 지나지 않는다. 이는 불편한 자리를 피하는 것으로 근본적인 문제를 외면하려는 행동과 마찬가지이다.

하지만 사람들은 검사 결과가 좋아지면 병이 다 나았다는 착각에 빠진다.

사람들은 스스로 '과식＋운동 부족' 상태에서 벗어나기 위해 노력하지 않는다. 그런 노력을 굳이 하지 않아도 약으로 치료할 수 있다고 믿기 때문이다.

그러나 한동안은 검사 결과가 정상치여도, 시간이 지나면 차츰차츰 검사수치가 다시 높아질 것이다.

그것은 당연한 결과다. 당신이 '과식＋운동 부족'을 해소하려는 자발적인 노력을 포기한 탓에, 당신의 몸 역시 자연치유력을 높이려는 노력을 그만둔 것이다.

예를 들어 췌장에는 인슐린을 만들어서 분비하는 '랑게르한스'(Langerhans)라는 세포군이 있다. 이 세포도 주인인 당신이 스스로

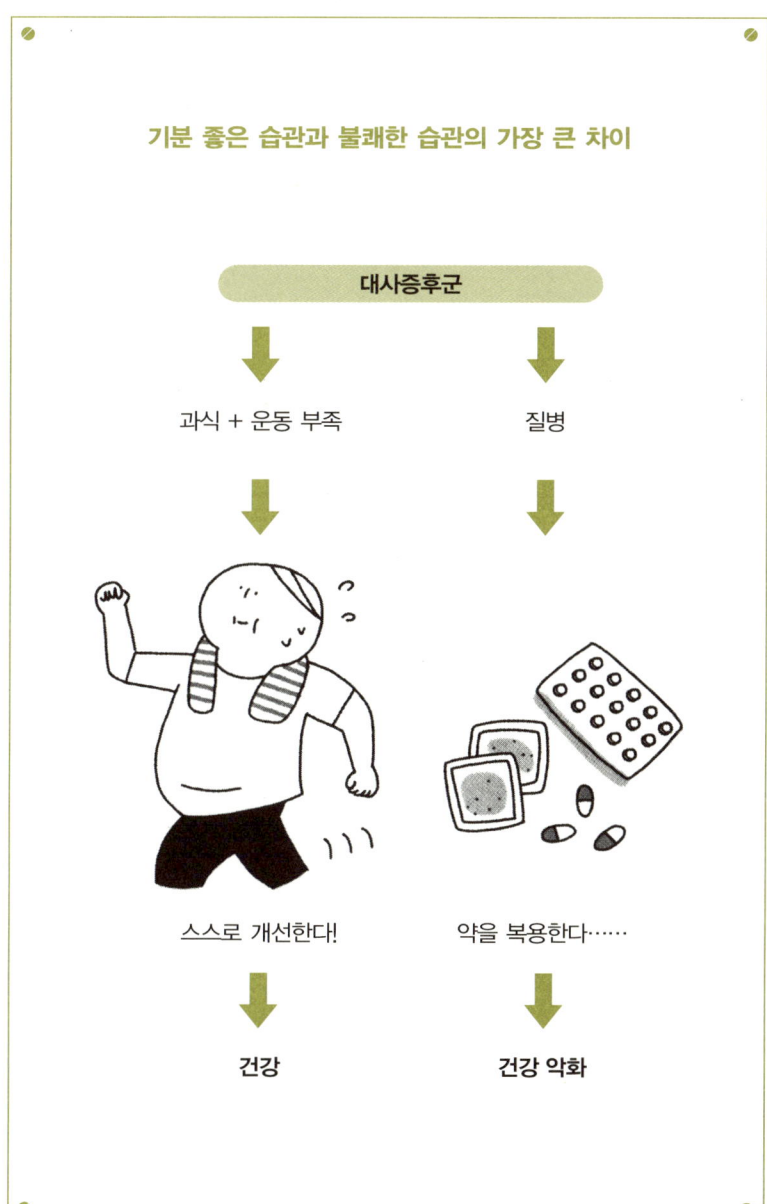

노력하지 않고 완전히 약에 의존하면 자신도 노력할 필요가 없다고 느낀다. 그러면 자연치유력은 더욱 약화된다.

약을 먹으면 걱정했던 콜레스테롤 수치가 완전히 내려간다. 사실은 지나치게 많이 내려간 것이지만, 당신은 안심한 채 지내게 된다.

그러나 **콜레스테롤이 지나치게 낮아도 큰 문제**가 되며, 정상치를 훨씬 밑돌 경우에는 암에 걸릴 가능성이 높다.

그런 줄도 모르고 약을 하루도 거르지 않고 챙겨 먹으면서 콜레스테롤이 내려갔다고 기뻐하는 동안에 자연치유력, 즉 면역력은 갈수록 저하되어 결국 암에 걸리는 일도 충분히 있을 수 있다.

이것은 결코 과장된 위협이 아니다.

안 먹는 것보다 더 좋은 약은 없다

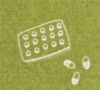

약은 독이다. 이것이 약을 먹어서는 안 되는 가장 큰 이유지만, 또 하나 중요한 이유가 있다. 바로 의존의 문제이다.

앞에서 두통약을 상습적으로 복용하면 암에 걸릴 수도 있다는 말을 했다.

어느 암환자의 예를 들어보자. 처음에는 한 달에 1회 정도 두통약을 먹었다고 한다. 그런데 점점 먹는 횟수가 늘어나서 어느 순간에 보니 거의 매일 복용하고 있었다고 한다.

게다가 매일 1회가 아닌 3회씩, 때로는 더 자주 두통약을 복용했다고 한다. 그는 이렇게 말했다.

"두통약만 먹으면 바로 머리 아픈 게 사라지니까, 안일하게 그걸로 문제가 해결됐다고 믿었어요."

"머리가 아프지 않을 때도 예방 차원에서 두통약을 먹었어요. 그렇게 생각해서 그런지 정말 머리가 맑아지는 것 같아서 점점 더 두통약을 손에서 떼지 못하게 되었어요."

그렇게 십 몇 년 동안 두통약을 복용하다가 정신을 차렸을 때는 이미 '두통약 중독자'가 되어 있었다.

한 달에 1회 정도만 복용했더라면 부작용이나 의존이 생기지 않았을 것이다. 그리고 두통을 유발하는 생활습관을 찾아서 고치고 충분한 휴식을 취해 스트레스를 줄이는 등 두통의 근본적인 원인을 치료할 방법을 강구했더라면 암에 걸리지 않았을지도 모른다.

그런데 일시적으로나마 통증을 없애주는 효능에 눈이 멀어 림프구가 약에 잠식당하도록 방치한 것이 큰 실수였다.

이 환자와 같이 처음에는 가끔 먹던 약을 점차 습관적으로 복용하다가 마침내는 끊지 못하게 되는 경우는 결코 드문 일이 아니다.

처음 약을 복용할 때는 다들 정해진 원칙에 따라 한정된 기간 동안에만 복용했을 것이다. 그러나 주치의가 간단히 약을 처방해주니 자신도 모르게 무심코 약에 의지하다가 결국에는 약을 습관적으로 복용하게 된다.

어쨌든 약은 마물(魔物)이다. 약은 안일한 마음으로 복용해서는 안 된다. 이것만이 자신을 지키는 방법이다.

2장

오늘부터 시작하는 '약이 필요 없는 몸' 만들기

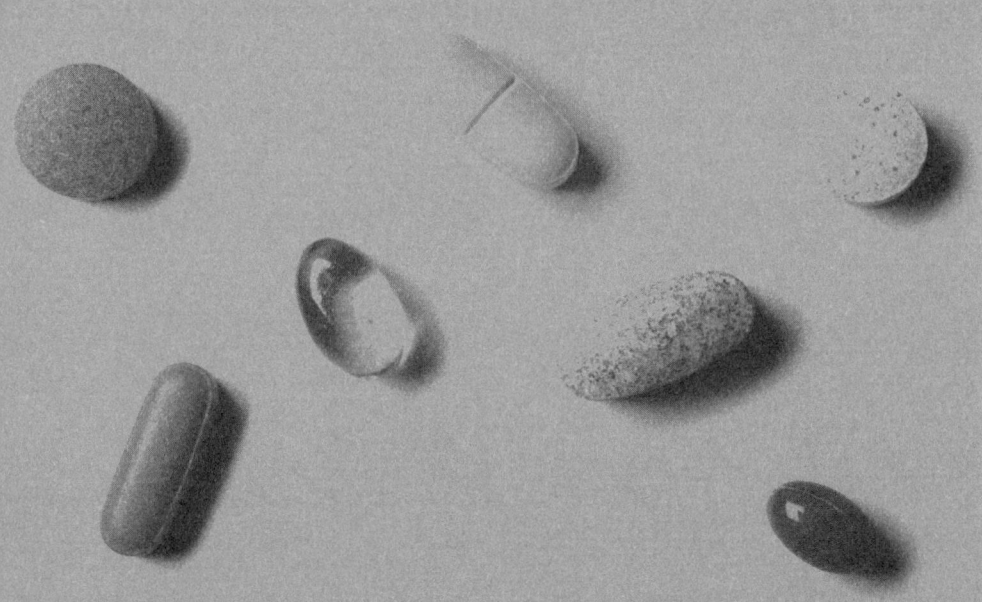

가장 확실한 건강법은 하루라도 빨리 약을 끊고 '약이 필요 없는 몸'을 만드는 것이다. 약이 필요 없는 몸을 만들려면 운동법과 식사법, 수면법, 스트레스 대처법을 알아야 한다. 그렇다고 비싼 보충제를 먹거나 대단히 어려운 운동을 해야 하는 것은 아니다. 과식하지 않고, 업무 중에 짬짬이 몸을 움직이고, 간단한 생활습관을 배우고 익히는 것만으로 면역력을 높일 수 있다. 약에 의존하지 않고 건강한 생활습관을 갖는 것만으로 누구나 활기차게 장수할 수 있다.

식습관과 운동보다 더 중요한 것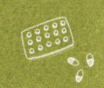

환자: 저는 건강에 신경을 쓰는 편이어서 약을 꼭 챙겨 먹고 있어요.
나: ······.

이 대화는 콩트나 농담이 아니다. 실제로 내가 환자와 자주 나누는 대화이다.

요즈음 '자기 건강은 스스로 지키자'라는 '셀프 메디케이션'(Self-medication)이 유행이다. 일방적으로 약에 의존하던 시기에 의사가 된 나로서는 격세지감을 느낌과 동시에 대단히 바람직한 일이라고 생각한다.

말 그대로라면 쌍수를 들고 환영할 일이지만, 그렇게 할 수 없는 부분이 있어 안타깝다.

건강을 지향하는 것 자체에는 이의를 달 생각이 없다. 그러나 '셀프 메디케이션'을 앞장서서 추진하는 사람들 중에 의외로 약을 상습적으로 복용하는 사람이 많다는 사실은 받아들이기 어렵다.

'셀프 메디케이션'을 추구하는 이들은 균형 있는 영양 섭취를 위해 식사에 신경을 쓰고, 나름대로 규칙적인 운동을 하며, 건강법에도 일가견이 있지만, 의외로 상습적인 약 복용에 대해서는 관대하다.

그런 사람을 만나면 나는 무슨 말부터 꺼내야 할지 몰라 입을 다물게 된다.

애초에 **건강 지향과 상습적인 약 복용은 절대로 양립할 수 없다.**
자연치유력을 높여 건강을 지키자는 취지와 자연치유력을 저하시키는 약을 상습적으로 복용하는 행동이 상반된다는 것은 누가 봐도 분명하기 때문이다.

어쩌면 건강 지향을 내세우는 사람들 중에는 표면적으로만 건강 지향을 내세울 뿐 궁극적으로는 그렇지 않은 사람들이 꽤 있을지도 모른다.

건강을 위한다는 의도를 갖고 있다 할지라도 정반대로 행동하고 있음을 깨닫지 못한다면 상당히 위험해질 수도 있다. 건강을 지향하는 사람이 실제로는 약을 습관적으로 복용하는 것은 본말이 전도된 것이기 때문이다.

'셀프 메디케이션'이 유행하는 탓인지 세간에는 '○○건강법'과 같은 수상한 분위기가 풍기는 건강법이 넘쳐나고 있다.

'이것만 하면' '이것만 먹으면' 건강해진다는 간편한 방법이 난무한다. 하지만 그런 방법은 절대로 있을 수 없다.

가장 확실한 '건강법'을 굳이 알려달라고 한다면, 딱 한 가지 있기는 하다.

몇 번이나 반복해서 강조하지만 하루라도 빨리 약을 포기하는 것, 즉 가능하면 빨리 '약이 필요 없는 몸'을 만들어서 몸을 자연 상태로 되돌리는 것이 가장 확실한 건강법이다.

그러면 지금부터 '약이 필요 없는 몸'을 만드는 구체적인 방법을 소개하겠다. 먼저 간단히 정리하면 다음과 같다.

① 약이 필요 없어지는 운동법
② 약이 필요 없어지는 식사법
③ 약이 필요 없어지는 수면법
④ 약이 필요 없어지는 스트레스 대처법

이 네 가지 요점을 토대로 이야기하도록 하겠다.

몸을 자주 움직이는 암 환자는 치유가 빠르다

운동 부족은 만병의 근원이다. 확실히 운동 부족은 '모든 악의 근원'이라 할 수 있다.

생각해보면 사람 역시 동물(動物)이므로, 한자의 의미 그대로 움직이는 것은 매우 자연스러운 일이며, 신체를 움직이지 않을 때 문제가 발생하는 것은 당연하다.

수십 년 전부터 대두된 현대인의 운동 부족 문제는 애당초 인류와는 거리가 먼 이야기였다.

사실 몇 십 년 전만 해도 인간은 싫든 좋든 몸을 움직여야만 생활을 유지할 수 있었다. 그런데 과학기술이 발달하면서 가사에서부터 교통수단에 이르기까지 전반적인 생활환경이 편리해졌고, 그로 인해 일상에서 운동 양이 현저하게 줄어들게 되었다.

창조주 역시 이렇게까지 몸을 움직이지 않는 인류를 상상하지 못했을 것이다. 우리 몸으로서도 지금과 같은 운동 부족 상태는 '예상 밖'의 일이어서 제대로 대응하지 못하고 있다.

그러다 보니 우리 몸에 여러 가지 문제가 발생하게 된다.

암 환자에게는 운동 부족의 영향이 한층 더 현저하게 나타난다.

자주 몸을 움직이는 활동적인 암 환자는 별로 몸을 움직이려 하지 않는 암 환자에 비해서 확실히 치유가 빠르고 예후도 매우 좋다.

'잘 먹고, 잘 움직이고, 잘 자는 암 환자는 죽지 않는다.' 라는 말을 종종 듣는데, 정말 말 그대로다. 몸을 움직여서 근육을 사용하면 면역력, 즉 자연치유력이 높아져서 스스로 병을 치유할 수 있도록 도와준다.

10~20년 전만 해도 병에 걸리면 절대 안정을 취해야 한다고 생각했다.

하지만 지금은 '낮에는 몸을 움직이고 밤에는 충분히 쉬어야 한다!'로 바뀌었다. 암 환자는 낮이나 밤이나 항상 안정을 취해야 한다는 말은 이제 옛말이 되었다.

적절한 운동이 치유에 도움이 되는 것은 꼭 암 환자에게만 국한되는 것이 아니다. 운동은 면역력을 높여주고, 건강을 회복시켜 주며, 건강 유지에도 큰 역할을 한다.

운동 부족은 신체뿐만 아니라 정신에도 영향을 미친다.

나는 사내 직원들의 건강을 관리하는 '산업의'(産業醫)로 근무한 적이 있다. 그때 우울증에 대한 상담을 자주 했다.

우울증 환자는 대체로 몸을 별로 움직이고 싶어하지 않는다. 게다가 쉽게 약에 의존하려는 경향이 있어서, 어느 약이 자신에게 적합한지 여러 가지 약을 시험해보면서 성실히 약을 복용하는 사람도 많았다.

나는 항상 그들에게 항우울제나 항불안제를 남용하면 건강을 해칠 수 있으므로 몸을 움직이라고 조언했다. 본디 몸을 움직이는데 소극적인 사람들이므로 보통 방법으로 그들을 설득하기는 어려웠다.

입으로는 '우울해서 움직이고 싶지 않아요.'라고 말하지만, 본심은 우울증에서 벗어나기를 희망한다. 단지 심하게 자신감을 잃어 행동하지 못할 뿐이다.

본래 의사의 사명은 약을 처방하는 것이 아니라, 환자를 격려하여 할 수 있다는 자신감을 심어주고 환자 스스로 병을 치유할 수 있도록 돕는 것이다.

우울증을 호소하는 환자와 상담할 때 나는 환자에게 **"몸을 움직이지 않기 때문에 우울한 것이 아닐까요?"** 라고 넌지시 묻는다.

운동을 싫어하는 마음이 워낙 강해서 운동습관을 한 번에 들이기는 힘들지만, 그래도 환자를 격려하면서 운동을 했을 때 얻게 되는 이점을 끈기 있게 설명하면 점차 마음을 열고 몸을 움직이게 된다.

이렇게 조금씩이라도 운동하는 습관을 붙이게 되면 우울증을 극복한 거나 다름없다. 이내 몸이 가벼워졌다, 주위 풍경이 환해졌다라고 호전된 반응을 보인다. 증상이 개선되는 것을 실감하게 되면 점점 더 적극적으로 몸을 움직이려 한다.

환자는 스스로의 힘으로 증상이 호전된 사실에 자신감을 갖게 될 것이고, 그러고 나면 그다음은 별로 어렵지 않다. 서서히 증상이 호전되는 것을 확연히 느낄 수 있다.

어떤 이유로 건강이 나빠지면 점점 가속이 붙어서 악순환에 빠지게 된다.

반대의 경우도 마찬가지다. 어떤 계기로 악순환이 개선되면 점점 가속이 붙어서 더욱 빠른 속도로 건강 상태가 좋아진다.

운동은 긍정적인 순환에 가속이 붙도록 도와주는 작지만 확실한 계기가 될 것이다.

30회 심호흡, 면역력을 높이는 가장 간단한 방법

운동 부족은 확실히 수명을 단축시킨다. 이것은 여러 번 보고된 사실이다. 그러므로 일단 낮에는 몸을 움직이는 습관을 들여야 한다.

그렇다고 해서 당장 마라톤을 하거나 피트니스센터에 다니라는 말이 아니다.

'습관'이라 하면 약간 거창하게 들릴 수도 있지만, 여기서 바라는 것은 문득문득 떠오를 때 몸을 움직이는 '버릇'을 들이는 정도를 말한다.

예를 들어 일하는 짬짬이 복식호흡을 30회 하는 정도면 충분하다. 복식호흡을 습관화하면 운동 부족이 상당히 해소된다. 복식호흡을 하는 요령은 다음과 같다.

약이 필요 없어지는 운동법 ① – 복식호흡

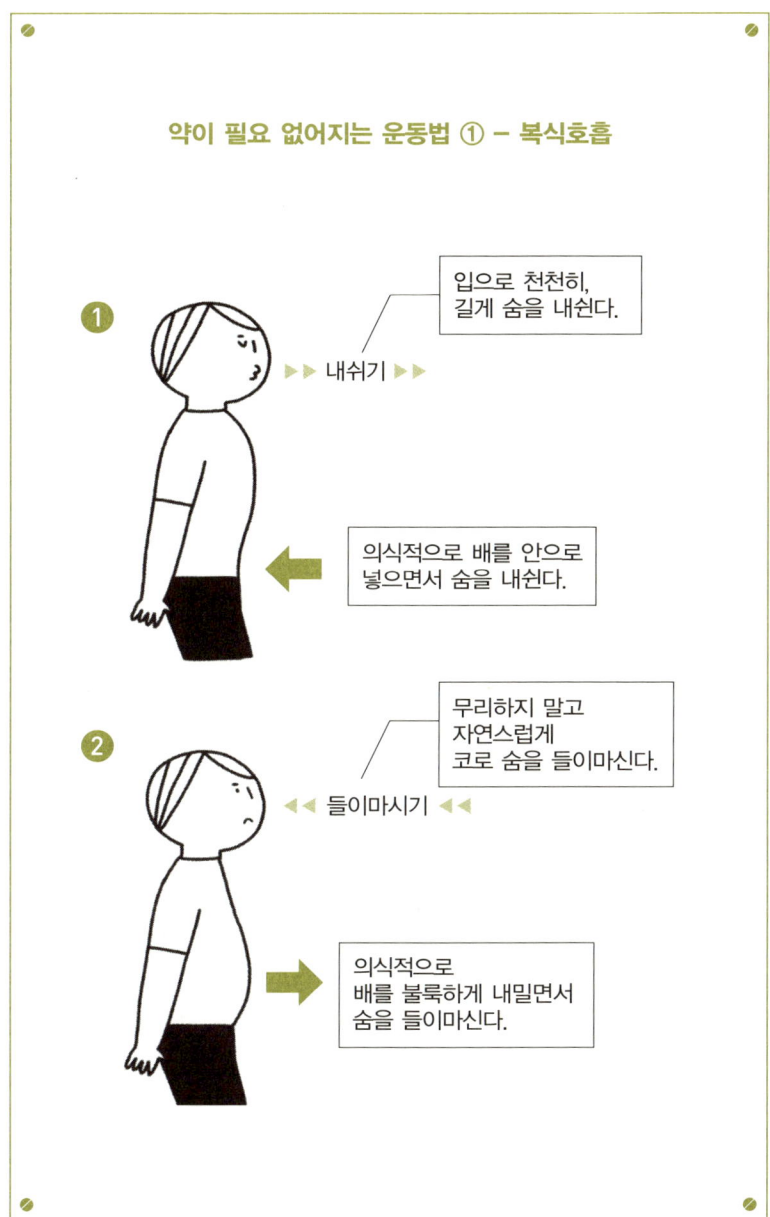

① 등을 곧게 펴고 입을 가볍게 벌린다. 그 자세 그대로 배를 안으로 넣으면서 입으로 천천히 길게 숨을 내쉰다.

② 숨을 전부 내쉬었으면 배를 불룩하게 내밀면서 코로 자연스럽게 숨을 들이마신다.

※ 특히 ①에서 길게 숨을 내쉬는 동작을 의식적으로 실시하면 효과적이다.

복식호흡을 30회 반복한다. 익숙해지기 전까지는 귀찮게 여겨질 수도 있지만, 복식호흡을 한 뒤에 마음이 안정되는 것을 실감하면 점차 습관화될 것이다.

사실 **마음이 안정되는 것을 실감하는 것이 무엇보다 중요**하다.

복식호흡을 통해 기분이 좋아지는 느낌을 실감하면 꾸준히 실시하려는 마음이 자연스럽게 생기기 때문이다.

반대로 아무리 효과가 뛰어난 운동이라 해도 즐겁지 않으면 지속하기 어렵다.

격렬하게 몸을 움직이는 건강법이 대부분 잠깐 유행하다가 사라지는 이유가 바로 그 때문이다. 물론 싫증내지 않고 매일 지속할 수 있다면 큰 효과를 얻을 수 있겠지만, 대부분은 명분만 가지고는 꾸준히 계속하지 못한다.

기분 좋은 '틈새 스트레칭'으로 운동 부족을 해소한다

운동이 건강에 좋다는 것을 머리로는 이해하지만, 실제로 몸을 움직이는 것은 매우 귀찮은 일이다.

누구나 그런 마음을 가지고 있다. 더욱이 새롭게 운동을 시작하려고 할 때는 좀처럼 시작하기가 어렵다.

사실 운동을 하지 않는 것도 문제지만, 운동을 하고 싶어 하지 않는 것 역시 문제다. 왜냐하면 운동이 몸에 좋다는 사실을 알고 있는 상태에서 실천하지 않는 것 자체가 스트레스가 되기 때문이다.

나중에 설명하겠지만 스트레스 역시 제대로 대처하지 않으면 '만병의 근원'이 된다. 이처럼 운동 부족은 스트레스의 원인이 되기도 하므로 '만병의 근원'이라고 할 수 있다.

역시 처음에는 되도록이면 힘들지 않고 꾸준히 계속할 수 있는 운동부터 시작하는 편이 좋다.

그렇다면 어렵지 않으면서 포기하지 않고 계속할 수 있는 운동에는 무엇이 있을까?

약간의 연구와 노력만 있으면 누구나 쉽게 시작할 수 있고, 시작만 하면 **기분이 편안해지고 즐거움을 느낄 수 있는 운동법**이 많이 있다.

일단은 집안일이나 회사 업무 중에 막간을 활용해서 다음에 나오는 스트레칭을 해보기 바란다.

① 상체를 앞으로 숙이지 않는다 = 몸을 뒤로 젖히고 위를 보는 스트레칭
② 주먹 쥐었다 펴기 운동
③ 기지개 펴기
④ 목 스트레칭
⑤ 등 스트레칭
⑥ 3분간 한쪽 다리로 서 있기

운동 부족을 해소하는 데는 이 정도면 충분하다. 누구나 오늘부터 당장 시작할 수 있는 스트레칭이다.

동물은 본디 적의 출현에 대비해서 언제나 움츠린 자세를 취하

고 있는데, 이 자세는 교감신경을 긴장 상태로 만든다. 인간도 마찬가지이다.

몸의 이완을 담당하는 부교감신경을 자극하는 행동, 즉 뻗고, 젖히는 동작은 마음을 안정시켜주는 행동이라고 할 수 있다.

이렇게 몸을 움직이면 혈액순환이 좋아지고, 몸에서 열이 발생하여 체온이 상승한다. 그러면 자율신경의 균형을 바로잡을 수 있기 때문에 결과적으로 면역력이 크게 향상된다.

애초에 운동이라는 거창한 표현을 사용한 것이 실수였던 것 같다. 되도록 '몸을 움직인다'라고 말하는 편이 내 의도에 더 가깝다고 할 수 있다.

약이 필요 없어지는 운동법 ② - 스트레칭

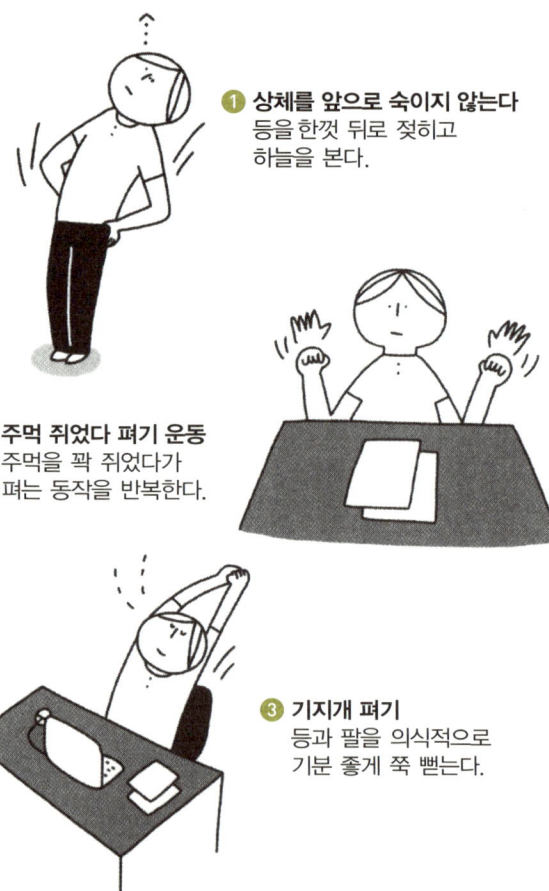

❶ **상체를 앞으로 숙이지 않는다**
등을 한껏 뒤로 젖히고 하늘을 본다.

❷ **주먹 쥐었다 펴기 운동**
주먹을 꽉 쥐었다가 펴는 동작을 반복한다.

❸ **기지개 펴기**
등과 팔을 의식적으로 기분 좋게 쭉 뻗는다.

❹ **목 스트레칭**
아프지 않게 목을
앞뒤좌우로 움직인다.

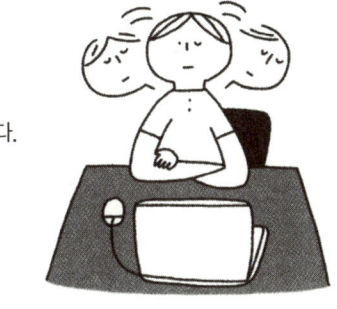

❺ **등 스트레칭**
견갑골을 붙였다가 떼는
동작을 실시한다.

❻ **3분간 한쪽 다리로 서 있기**
균형을 잡기 어려우면
무언가 붙잡고 실시한다.
3분간, 다리에 기분 좋은
피로감이 느껴질 때까지
실시한다.

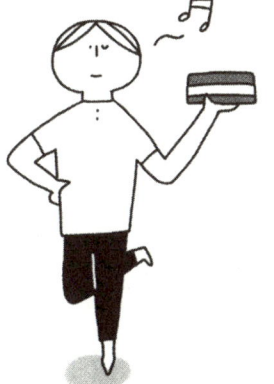

효율적으로 걷는 요령

복식호흡이나 스트레칭을 통해서 기분이 좋아지는 것을 느끼고 나면, 그 기분을 다시 느끼기 위해 더욱더 움직이고 싶어질 것이다.

그럴 때 걷기운동을 권하고 싶다.

걷는다는 말만 듣고도 경계하는 사람이 있을지도 모르겠다. 기분 좋게 몸을 움직이는 즐거움을 아는 사람이라면 **틀림없이 꾸준히 실천할 수 있는 수준**이므로 걱정하지 않아도 괜찮다.

운동은 경주가 아니므로 속도를 낼 필요가 없다. 오히려 천천히 오랜 시간 걷는 것이 더 효과적이다. 40분씩 일주일에 3회 정도 규칙적으로 걷는 것이 바람직하다.

만약 이 정도도 힘들어서 계속할 수 없다면 다른 방법을 모색해보기 바란다.

　예를 들면 걷기 전, 걷는 중간, 걷기를 마친 뒤에 스트레칭을 하는 것도 좋은 방법이다.

　스트레칭은 유연하게 해주기도 하지만, 무엇보다 스트레칭이 마음을 가볍게 해주고 활기를 북돋아준다는 사실을 몸이 이미 알고 있기에 도움이 될 것이다. 그런 의미에서 복식호흡을 가미하는 것도 좋다.

　앞에서 소개한 스트레칭 중 '상체를 앞으로 숙이지 않는다.'는 동작을 실천하는 의미에서 하늘을 보며 걸어보기 바란다. 계절에 따라 변하는 공기를 음미하며 걷다 보면 몸을 움직이는 것과 또 다른 즐거움을 맛볼 수 있다.

　그것도 힘들면 시내로 나가 윈도 쇼핑을 해보기 바란다. 아마 40분은 순식간에 지나갈 것이다.

　몸에 무리를 주지 않으면서, 싫증 내지 않고 꾸준히 할 수 있는 방법을 모색하여 걷기를 생활의 일부로 만들기 바란다.

　낮 동안 몸을 움직이는 것은 수면의 질을 높이는 데도 상당한 도움이 된다. '약이 필요 없는 몸'을 만드는 수면법에 대해서는 나중에 자세히 설명하겠지만, 낮에 적당히 활동을 하면 밤에 잠자리에 들었을 때 숙면을 취할 수 있다.

　거듭 반복해서 말하지만, 의무적인 운동이나 힘든 운동은 오랫동안 지속할 수 없다.

몸을 움직이는 즐거움과 상쾌함을 체험하는 것이야말로 운동을 포기하지 않고 계속할 수 있는 비결이다. '몸을 움직이지 않으면 기분이 나빠진다.'라고 느낄 정도가 되면 두 번 다시 운동 부족으로 고민하는 일은 없을 것이다.

'과식하지 않는 몸' 만들기

예로부터 '의식동원'(醫食同源) 또는 '약식동원'(藥食同源)이라는 말이 있다. 약과 음식은 근원이 같아서 좋은 음식은 약과 같다는 의미이다.

확실히 맞는 말이기는 하지만, 안타깝게도 지금은 거의 사어가 되어버렸다.

주위에 맛있는 음식이 넘쳐나고, 언제든지 손만 뻗으면 쉽게 구할 수 있는 환경에서 혼자 힘으로 음식을 참기란 지극히 어려운 일이다.

여러분 중에 의사에게 자세히 식사 지도를 받은 적이 있는 사람은 거의 없을 것이다.

기껏해야 음식을 짜게 먹지 말고, 달고 기름진 음식을 피하라는 말을 들은 정도일 것이다.

원래는 약을 처방하기 전에 음식에 대해 꼼꼼히 지도해주는 것이 환자를 위해 의사가 해야 하는 일이다.

그러나 그렇게 하다가는 의사가 생활을 유지할 수 없게 된다는 사정이 있다. 현재 의료체제는 환자에게 약을 처방하거나, 각종 검사를 받게 해야 의사들이 수익을 얻을 수 있다.

그렇다 보니 '약이 필요 없는 몸'을 만들려면 스스로 식생활에 대해 고민하는 수밖에 없다.

솔직히 현대인은 대체로 과식을 하는 경향이 있다.

애초에 인류의 역사는 굶주림의 역사였다. 그래서 굶주림에 대해서는 그 나름대로 익숙하지만, 배가 부를 정도로 포식하는 것에는 전혀 무방비 상태에 있다. 인류는 음식이 남아돈다는 가정을 한 번도 해본 적이 없기에 몸과 마음 모두 포식 상태에 익숙하지 않다.

과식은 몸에 부자연스러운 상태이다.

마음 역시 아직 포식이라는 상태에 익숙하지 않은 탓에 식욕을 적절하게 억제하지 못한다.

'없어서 참는 것'보다 '있는데 참는 것'이 훨씬 어렵다. 애당초 식욕을 억제하는 것은 부자연스러운 일이며, 그 때문에 다이어트에 성공하기 어려운 것이다.

그러나 과식하는 식습관을 그대로 방치해서는 안 된다.

과식하면 명치 주위가 아프거나 체중이 는다. 사실 문제는 그뿐만이 아니다.

혈압, 혈당치, 요산치가 높아지고 간의 기능이 쇠약해지며, 그로 인해 심근경색, 뇌졸중, 암 등이 발병할 수 있다.

과식으로 체중이 늘면 무릎과 허리에 부담을 주어서 통증을 유발하며, 몸이 비대해지다 보니 움직이기가 귀찮아진다. 그러면 스트레스가 심해지고 기분이 우울해진다.

기분이 우울하면 밤에 제대로 수면을 취할 수 없기 때문에 피로와 스트레스가 쌓이고, 스트레스가 쌓이면 그 스트레스를 해소하기 위해 과식을 하게 되어, 점점 더 악순환에 빠지게 된다.

과식은 애초에 몸에 있어 자연스러운 상태가 아니므로 이 상태가 계속되면 신체 기능이 저하되고, 갈수록 각 기관에 나쁜 영향을 미쳐 결국에는 중대한 병에 걸리기 쉽다.

과식으로 인한 건강장애 중에서 가장 두드러진 것이 요즈음 많이 알려진 대사증후군이다. '질병'이라기보다 '미병'의 상태이지만, 그대로 방치하면 심각한 병을 불러올 수 있다.

이 상태를 약으로 해결하려고 하면 오히려 스스로를 더욱 곤경에 몰아넣을 수도 있다. 약으로 검사수치만 조절하는 것이 얼마나 위험한지는 1장에서 설명한 바 있다.

이때 의사는 의지할 수 있는 존재가 아니므로, 스스로 식사를 조절하려는 노력이 필요하다.

일주일에 한 번 점심을 거른다

식욕에 한없이 약한 인류가 과식하는 습관을 고치기 위해서는 도대체 어떻게 해야 할까? 아무리 굳은 결심을 해도 먹는 양을 줄이는 것은 결코 쉬운 일이 아니다.

그러면 이렇게 해보면 어떨까.

일주일에 2회만 아침과 점심식사를 거르는 것이다.

처음에는 일주일에 한 끼 정도만 걸러도 괜찮다. 아침과 점심 두 끼를 굶는 것이 힘들면, 아침과 점심 중 한 끼만 걸러도 상관없다.

평일에 시도하기 어려우면 회사 쉬는 날에라도 꼭 해보기 바란다. 여기서 포인트는 공복감과 상쾌함이다. 만약 간식을 먹는 습관이 있다면 먼저 그 습관부터 고치도록 한다.

참고로 말하면 이 정도의 단식으로 몸에 이상이 생기거나 하지는 않는다. 내 주변 사람들도 많이 하고 있지만 어떤 문제도 발생하지 않았다.

이것은 내가 평소에 환자들에게 권하고 있는 '가끔은 단식도 괜찮아' 요법이다.

마음먹고 먹는 양을 줄이면 되지, 그게 뭐 어렵냐며 의지만 있으면 누구나 식사량을 줄일 수 있다고 말하는 사람이 있다. 하지만 솔직히 동의하기 어렵다.

모두들 머리로는 '과식이 나쁘다'는 사실을 잘 알고 있다. 하지만 날마다 자신도 모르게 음식의 유혹에 굴복하고 만다.

다시 말해 대부분의 사람들은 이론과 자제력만으로 어떤 행위를 오랫동안 지속하기가 힘들다.

그러면 어떻게 하는 것이 좋을까?

남은 방법은 딱 한 가지.

당연히 약은 아니다. 과식하는 습관을 고치면 누릴 수 있는 이점, 즉 '과식하지 않으면 살이 빠진다.' '기분이 한결 좋아진다.' 라는 사실을 직접 몸으로 느끼는 수밖에 방법이 없다.

그렇게 해서 탄생한 것이 바로 '가끔은 단식도 괜찮아' 요법이다.

이 요법을 통해서 살이 빠진 듯한, 머리가 맑아진 듯한, 혹은 위장 기능이 활성화된 듯한, 상쾌한 기분을 체험하고 나면 틀림없이 두 번 다시 과식하려는 마음이 생기지 않을 것이다.

단식을 하면 면역력이 향상된다는 보고도 많이 있다.

어느 연구에서는 단식을 하면 면역을 담당하는 림프구가 증가한다는 결과가 나왔다. 우리 클리닉에서도 하루에 1,600kcal만 섭취하는 '절식'을 한 달 동안 꾸준히 실시한 결과 림프구가 증가하는 것을 확인할 수 있었다.

또한 배가 부를 때보다 공복 상태일 때 머리회전이 더 빠르다. 아마 배가 부른 상태보다 공복 상태가 인체에 더 자연스럽기 때문일 것이다.

공복일 때는 말하자면 생명에 위협을 받는 비상시이거나, 사냥감을 잡기 위해 긴장하고 있는 상태이다. 심신이 모두 최대의 능력을 발휘하기 위해 만반의 태세를 갖추고 있는 상태인 것이다.

과식하지 않는다 – 몸이 점점 튼튼해진다!

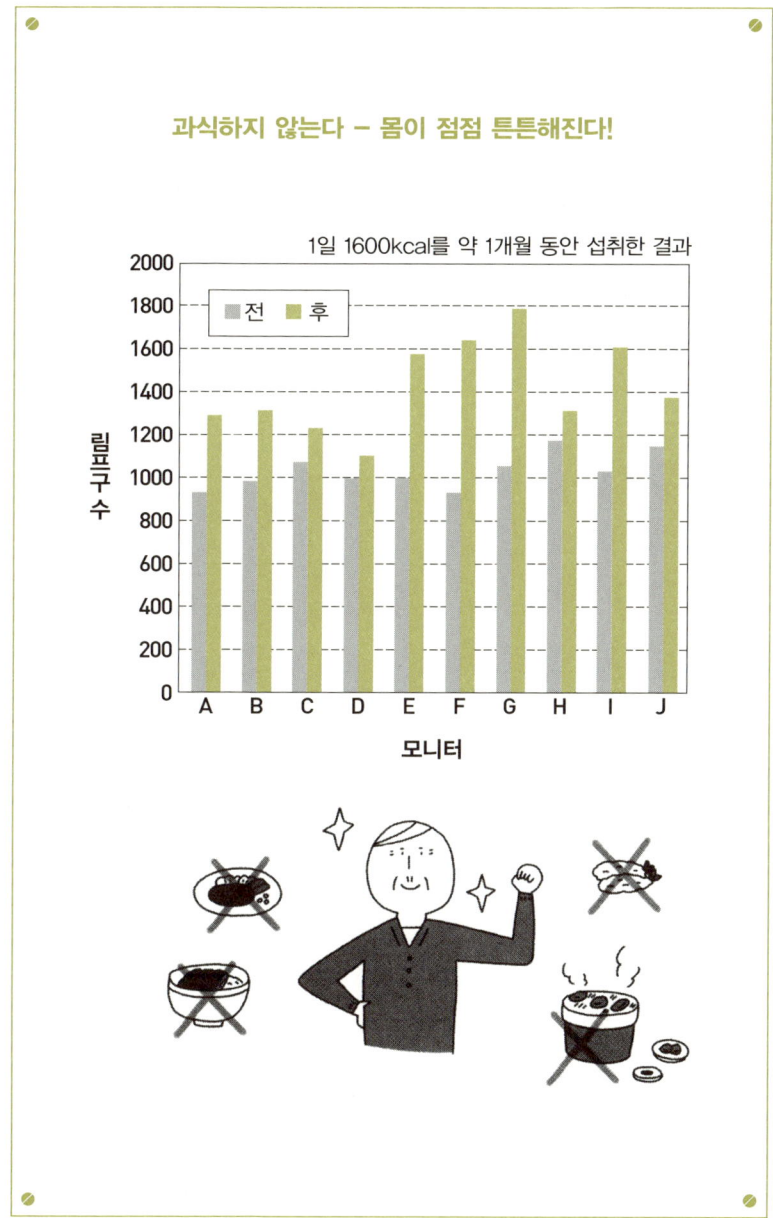

몸의 이상 증상이 깨끗이 사라지는 식사법

날마다 과식하는 잘못된 식습관을 고치는 가장 좋은 방법을 알려주겠다.

암 치료에 큰 효과가 있는 '거슨(Gerson)요법'이라는 식이요법이 있다.

거슨요법은 매우 엄격한 요법이므로 기준을 조금 완화한 '프티 거슨요법'을 추천한다.

'프티 거슨요법'을 실천하면 **금방 체중이 줄어든다.** 그도 그럴 것이 칼로리가 낮은 식사인 데다 몸은 가벼운 상태를 유지하기를 원하므로 결과적으로 과식하지 않게 되기 때문이다.

이것은 호시노 요시히코 박사가 제창한 것을 바탕으로 재구성한 것이다.

'프티 거슨요법'의 실천 포인트를 표로 정리했다.

굉장히 거창해 보일 수도 있으나, 조금도 어렵지 않다.

표에 있는 '천연 건강보조식품'에 대해 설명하자면 지면을 아무

놀랄 만큼 몸이 가벼워지는 식사법

― 적극적으로 섭취하면 좋은 음식 ―

야채 / 버섯류 / 해조류 / 과일 / 현미 / 통밀가루
흰살 생선 / 콩류 / 두유 / 녹색채소 / 허브티
요구르트(무당, 저지방)

― 피해야 하는 음식 ―

소고기 / 돼지고기 / 양고기 / 새고기 / 햄 / 소시지
살라미 소시지 / 우유 / 치즈 / 아이스크림 / 달걀(노른자)
마요네즈 / 샐러드드레싱 / 흰쌀 / 흰빵
패스트푸드 / 햄버거 / 콜라 / 튀김
레토르트 식품 / 옥수수기름 / 홍화기름 / 해바라기기름
알코올

― 포인트 ―

대전제 : 맛있어서 다시 먹고 싶다!
- 가능하면 우리 땅에서 생산된 음식 재료를 사용한다.
- 염분, 지방, 당분, 알코올은 삼간다.
- 육류, 유제품(무당·저지방 요구르트는 제외), 가공식품은 가능하면 삼간다.
- 과식하지 않는다.
- 천연 건강보조식품, 천연 야채주스를 적극적으로 섭취한다.

리 많이 할애해도 부족하다. 가장 중요한 부분을 간단하게 정리하면, 현대인들에게는 멀티 비타민, 멀티 미네랄, 오메가3, 비타민D, 프로바이오틱이 꼭 필요하다.

그러면 어떠한 것을 섭취하면 좋을까?

지금 시중에 판매되고 있는 제품들은 높은 가격에 비해 질이 떨어져서 선택하기가 무척 어렵다. 그래서 우리 클리닉 환자들에게는 독자적으로 개발한 천연 건강보조식품을 권하고 있다.

'프티 거슨요법'에서 추천하는 식사는 우리에게 매우 익숙한 식재료여서 실천하기 어렵지 않다. '프티 거슨요법'은 서구화된 식사를 원점으로 돌린다고 생각하면 좋을 것이다.

우리 클리닉에서는 암 환자에게 '프티 거슨요법'을 권하고 있다. 필요한 영양소를 골고루 섭취하면서 칼로리는 줄이는 이상적인 식사법이기 때문이다.

단순히 '프티 거슨요법'은 좋은 식이요법이니 한번 해보라고 말하면 아마 많은 사람이 중간에 포기하고 말 것이다. 아니 중간에 포기는 고사하고 과연 이것을 시작하는 사람이 있기나 할지 의심스럽다.

여기서 중요한 것은 '즐거움'이다.

'프티 거슨요법'에 따라서 식사를 하면 눈에 띄게 체중이 줄고, 어딘지 모르게 불편했던 몸의 이상 증상이 깨끗이 사라진다.

실제로 환자들에게 '이제까지와는 다르게 몸이 가벼워질 겁니다.' '지금까지 스트레스로 고생했던 몸과 마음이 좋아질 겁니다. 그러니 한번 도전해 보세요.'라고 예측 가능한 '즐거움'을 설명하면서 '프티 거슨요법'을 권하면 대개는 순순히 내 충고를 받아들인다.

그리고 대부분의 경우 중간에 포기하지 않고 꾸준히 실시한다.

그 이유는 지금까지 해왔던 식생활보다 새로운 식습관이 마음을 즐겁게 해주기 때문이다. 내 환자들이 자주 언급하는 말이 '상쾌함'이다. 그 말대로 상쾌한 기분을 느낄 수 있기 때문에 오랫동안 지속할 수 있는 것이다.

약이 필요 없는 몸을 만드는 숙면법

약이 필요 없는 몸은 '잘 자는 몸'이다. 그런데 10~20년 전쯤부터 불면증을 호소하는 사람들이 매년 증가하여, 지금은 국민의 10퍼센트에 가까운 사람들이 수면제를 상습적으로 복용하고 있다고 한다.

내 주변에도 불면증을 호소하는 사람이 갈수록 늘고 있다. 그들은 모두 수면제를 처방받을 수 있으리라 생각하고 나를 찾아오지만, 결국 거의 예외 없이 빈손으로 돌아간다.

아무 생각 없이 상담하러 온 사람들에게 나는 "불면증으로 죽은 사람은 없어. 그러니까 자고 싶지 않으면 안 자도 돼."라고 한마디로 일축해버리기 때문이다.

사실 대부분의 불면증은 그렇게 고민할 만큼 심각한 문제는 아니다.

물론 너무 아파서 잠을 잘 수 없는 경우는 이야기가 다르지만, 여기에서 말하는 것은 어디까지나 특별히 잠을 방해할 정도로 불쾌한 증상이 없음에도 잠들지 못하는 경우를 의미한다.

그렇다고 불면증에 대해 '그렇게 고민할 만큼 심각한 문제는 아니다.' 라는 말로 모든 것을 끝내려 해서는 안 된다. 왜냐하면 불면증은 변비와 마찬가지로 몸이 우리에게 보내는 옐로카드이기 때문이다.

가끔 흥분하거나 불안해서 잠이 안 오는 경우는 있을 수 있다. 그러나 매일 잠이 안 와 고생하고 있다면 절대로 그냥 참고 있어서는 안 된다. 분명히 무언가 원인이 있을 것이므로, 그 원인을 찾아내서 정확히 문제를 해결해야 한다.

불면증은 제대로 치료해야 하며, 치료하려고 마음먹었다면 약을 먹지 않고도 나을 수 있다.

약에 의존하면 임시방편으로 일시적인 효과는 볼 수 있을지 모르나, 결과적으로는 증상을 더욱 악화시킬 뿐이다. 그리고 불면증이 만성화되어 더욱 더 낫기 어려워진다.

요컨대 약은 근본적인 치료를 방해한다.

그러므로 약을 복용할 것이 아니라, 평소의 생활방식을 점검하고 잘못된 습관을 바로잡아야 한다. 생활습관을 바꿔서 수면시간은 물론이거니와 수면의 질을 충실히 하여 불면증을 극복하도록 하자.

어쨌든 밤에 편안히 숙면을 취하는 것이 중요하다.

과연 당신은 밤에 뒤척임 없이 잠을 충분히 자고 있는가? 불면증이라는 자각이 없다고 해서 충분한 수면을 취하고 있다고는 볼 수 없다.

중요한 것은 수면 '시간' 만이 아니다. 수면의 '질' 과 수면의 '리듬' 역시 중요하다.

수면에는 단순히 '휴식' 의 의미만 있는 것이 아니다. 우리가 잠들어 있는 동안에 우리 몸은 생명 유지에 필요한 다양한 활동을 몰래 하고 있다.

잠자는 동안 자율신경은 교감신경에서 부교감신경으로 바뀌게 된다. 그러면 낮에 계속 긴장 상태였던 우리 몸은 긴장을 풀고 편안히 쉬면서 호르몬을 분비하고, 림프구를 복원하는 등의 활동을 한다. 수면 시간은 내일 다시 활기차게 하루를 보내기 위해서 자연치유력을 높이는 시간인 셈이다.

당신은 침대에서 쉬고 있다고 생각하겠지만, 당신의 몸은 쉬기는커녕 밤새도록 내일을 위해서 열심히 일하고 있다.

수면시간이 짧거나 깊이 잠들지 못하고 뒤척이거나, 자는 시간이 불규칙한 경우에는 중요한 복원 작업을 제대로 수행하지 못한다.

'오늘 밤 못 자면, 내일 조금 졸리다 말겠지 뭐.'

'주중에 바빠서 잠을 못 자면, 주말에 몰아서 자면 돼.'

이런 식으로 수면을 대수롭지 않게 생각하는 사람이 많을 것이다. 그러나 수면은 가볍고 단순한 문제가 아니다. 수면은 인간의 몸에서 매우 중요한 역할을 수행하고 있다. 결코 의미 없는 시간이 아니며, 제멋대로 줄일 수 있는 시간도 아니다.

불면증을 치료하는 특별한 방법

밤에 편안한 수면을 취할 수 있는 가장 좋은 방법이 무엇이라 생각하는가?

단순하다. 낮에 활발하게 움직이면 된다.

사실 양질의 수면을 취하지 못하는 사람이나 불면증을 호소하는 사람들을 보면 낮에 별로 활동을 하지 않는 사람이 많다. 들어보면 1시간 넘게 낮잠을 자는 사람도 꽤 있다. 그중에는 '밤에 잠을 못 자다 보니, 나도 모르게 낮잠을 자게 된다.'라고 핑계를 대는 사람이 있다.

우리 몸은 낮 동안 활동을 하지 않으면, 밤에 쉴 필요가 없다고 생각한다. 어찌 보면 낮에 몸을 움직이지 않아서 밤에 졸리지 않는 것은 매우 당연한 이치다.

밤에 숙면을 취하고 싶으면, 낮에 활동을 활발히 해서 적당히 몸을 피곤하게 만들 필요가 있다. 그러니 가능하면 낮잠을 자는 것은 삼가야 한다.

낮에는 낮잠을 잘 수 없을 만큼 정신없이 바쁘게 보내는 게 좋겠다고 마음을 고쳐먹으면 수면제의 마력에서 벗어날 수 있다.

불면증을 호소하는 사람들 중에 다음과 같은 경우도 있을 것이다.

'무슨 소리야. 나는 회사일이 너무 바빠서 낮잠을 잘 만큼 한가하지 않다고! 밤에는 그야말로 피곤해서 녹초가 될 지경인데 좀처럼 잠이 안 와서 힘들어. 이럴 때는 어떻게 해야 하지?'

이런 경우도 해결 방법은 그렇게 어렵지 않다. 사실 위와 같은 사람은 '밤이 낮'인 사람이다. 다시 말해 밤이 되었는데도 몸은 낮의 연장선상으로 인식하고 있어서, 낮에 우세한 교감신경이 아직 우위를 유지하고 있기 때문에 심신이 흥분 상태에 있는 것이다.

이런 경우는 잠시 업무에 대해 모두 잊고 일찍 저녁식사를 마친 다음, 느긋하게 목욕을 하면서 몸을 따뜻하게 해주는 것이 좋다. 다음 장에서 소개하는 '냉온욕'과 '장딴지 마사지'를 함께 하면 효과적이다.

그리고 업무와 무관한 책을 읽으면서 잠자리에 들면, 수면제에 의존하지 않고도 편안히 잠들 수 있다.

또한 의외라고 생각되겠지만, 수면은 변비와 밀접한 관계가 있다.

젊은 사람부터 노인까지 불면증을 호소하는 사람, 수면제를 상습적으로 복용하는 사람, 낮잠을 자는 사람, 밤늦게까지 깨어 있는 사람은 변비로 고생하고 있을 확률이 꽤 높다.

변비를 고치면 불면증이 해소되고, 불면증을 고치면 동시에 변비도 해소된다는 뜻이다.

변비 역시 약으로 고치려고 해서는 안 된다.

변비약의 위험성에 대해서는 앞에서 서술한 대로다. 약을 복용하지 않고 변비를 치료하기 위해서는 식생활의 재점검과 꾸준한 운동이 필수이다. 이 장에서 소개한 운동법과 식사법을 실천하면 자연스럽게 변비가 해소될 것이다.

요약하자면 불면증을 치유하는 진정한 '특효약'은 낮에 활발하게 활동하고 변비를 근본적으로 고치는 것이다.

이렇게 하면 틀림없이 밤에는 편안히 숙면을 취하고, 낮에는 활발하게 활동하는 이상적인 생활을 할 수 있다.

스트레스와 사이좋게 지내는 법

스트레스, 질병, 약. 이 세 가지는 끊으려야 끊을 수 없는 깊은 관계에 있다.

바르지 못한 생활습관, 인간관계와 업무상 발생하는 문제 등 여러 가지 불쾌한 일로 인해 스트레스가 계속 쌓이면 자연치유력은 저하되고, 결국 질병에 노출된다.

암을 비롯한 만성 질환은 대체로 스트레스로 인해 자연치유력이 파괴되어 발생하는 것이라 할 수 있다. 스트레스는 그 자체가 질병의 원인이라고 해도 좋을 것이다.

단, 스트레스가 항상 나쁜 것은 아니다. 때로는 스트레스가 활력의 원천이 되기도 하기 때문이다.

본디 스트레스는 단순히 '자극'을 가리키는 말이다. 압력이라고 바꿔 말하는 것이 이해하기 쉬울지도 모르겠다.

만약 압력이 전혀 없다면 모든 것이 무미건조할지도 모른다. 하지만 압력이 너무 지나치면 긴장한 나머지 자신의 진가를 발휘하지 못하게 된다.

인간은 혼자 살아갈 수 없다. 바깥 세계와 밀접하게 관계를 맺고 서야 비로소 진정한 삶을 살 수 있으며, 바깥 세계와 닿아 있는 만큼 자연스럽게 외부로부터 여러 가지 영향과 자극(스트레스)을 받게 된다.

그 관계가 원만한 동안에는 몸과 마음 모두 건강하다. 하지만 일단 관계가 틀어지면 몸과 마음에 이상이 나타나고, 곧 생활에 혼란이 생긴다. 그것이 더욱 심해지면 건강을 해치고 병에 걸리게 된다.

스트레스와 원만하게 타협하면서 때로는 스트레스를 기분 좋은 압력으로 활용하여 자기다운 삶을 산다면, 병에 걸릴 확률은 눈에 띄게 낮아지고 건강하게 장수할 수 있다.

누구나 그렇게 할 수 있다면 아무도 고생할 일이 없을 것이다.

혹시 당신은 참을 수 있는 정도의 작은 스트레스는 참으면 된다고 생각하고 있지 않은가? 만일 그렇다면 크게 착각하고 있는 것이다. 사실 '참을 수 있다'고 믿는 작은 스트레스가 오히려 문제의 발단이 될 수 있다.

의외로 작은 스트레스보다 커다란 스트레스 쪽이 대처하기 쉽다. 왜냐하면 스트레스가 큰 경우는 본인 스스로 견디지 못하고 곧바로 스트레스의 원인이 되는 사고방식이나 생활습관을 바꾸기 때문이다.

특히 인내심이 강한 사람, 착한 사람, 책임감이 강한 사람은 주의가 필요하다. 작은 스트레스가 쌓이고 쌓여서 마음의 어둠이 되고, 나아가서는 생활습관에까지 영향을 미쳐 질병을 유발하는 요인이 된다.

그러면 스트레스와 원만하게 타협하면서, 스트레스를 내일의 원동력으로 삼기 위해서는 어떻게 하는 것이 좋을까?

지금부터 소개하는 '스트레스와 사이좋게 지내는 법'은 암을 극복한 사람들에게 배운 것이다.

포인트는 다음 세 가지이다.

① NO
② WANT
③ SOSO

첫 번째 'NO'는 싫은 것은 분명하게 'NO'라고 말하라는 것이다. 처음부터 NO라고 거절하는 것은 용기가 필요하다. 어쩌면 그 용기가 스트레스가 될지도 모른다. 하지만 그 스트레스는 일시적인 것이다. 오히려 NO라 거절하지 못하고 억지로 끌려가는 편이 훨씬 스트레스가 심하고 오래 간다.

두 번째 'WANT'는 첫 번째의 'NO'와 정반대되는 것이다.

당연한 말이지만, 사람은 자신이 하고 싶은 것을 할 때 가장 스트레스를 덜 받는다. 만약 같은 일을 하더라도 해야 하는 일이라 어쩔 수 없이 하거나(의무), 시켜서 하는 일(강제)은 스트레스를 많이 받게 되어 있다.

그렇다면 당연히 하고 싶은 것을 하는 편이 스트레스에 도움이 된다. 타인의 평가가 아닌, 본인의 평가로 자신의 삶의 방식을 선택하면 WANT를 따르는 삶을 자연스럽게 살 수 있을 것이다.

세 번째 'SOSO'는 '적당히'라는 의미이다.

세상도 그렇고, 인생도 그렇고, 뜻대로 되는 날보다 뜻대로 되지 않는 날이 더 많다. 그런 환경에서 너무 자신의 고집을 관철하려 한다면 어떻게 될까? 생활 자체가 주위와의 끊임없는 마찰과 충돌의 연속일 것이며 결국에는 제대로 되는 일이 하나도 없을 것이다.

그래서 SOSO가 필요하다. 만사가 꼭 뜻대로 이루어지지 않더라도 절대로 '거스르지 않는다. 하지만 순응도 하지 않는다.'라고 어른스럽게 대응하면서 능숙하게 대처하는 것이 SOSO의 비법이다.

스트레스와 원만하게 타협하기 위해서 NO, WANT, SOSO라는 마음가짐을 꼭 기억해두기 바란다.

식사량과 스트레스의 관계

음식과 스트레스는 밀접한 관계가 있다.

예를 들어 흔히들 화가 나면 마구 먹듯이, 스트레스가 쌓이면 스트레스를 해소하기 위해 음식을 많이 먹기도 한다. 스트레스가 과식의 주요 원인 중 하나라는 사실은 누구도 부정할 수 없을 것이다.

앞에서 현대인은 대체로 과식을 한다는 지적을 했다. 과식하는 습관을 고칠 수 있는 효과적인 방법 중 하나가 스트레스와 원만하게 타협하는 것이다.

사람이 무언가에 집중하고 있을 때는 교감신경이 우위에 있다. 교감신경이 우위에 있을 때는 생리적으로 음식을 먹고 싶어 하지 않는다. 즉 공복감을 느끼지 않는다.

어떤 일에 몰두해 있을 때는 모르다가 나중에 정신을 차리고 나서야 식사를 걸렀다는 사실을 깨달은 적이 한두 번쯤 있을 것이다.

여기까지는 '스트레스 → 과식' '스트레스 해소 → 과식하는 식습관 고치기'라는 구도이지만, 사실은 그 반대도 성립된다.

다시 말해 '과식하는 식습관 고치기 → 스트레스 해소'라는 구도도 충분히 있을 수 있다.

앞에서 단식을 하면 몸이 가벼워지고 상쾌함을 느낄 수 있다고 말했다. 그와 동시에 스트레스도 상대적으로 줄어든다. 과식하는 습관을 바로잡기 위해서만이 아니라, 스트레스 해소를 위해서도 '가끔 단식'을 해볼 것을 권한다.

3장

내 몸의 면역력을 높이는 생활 방식

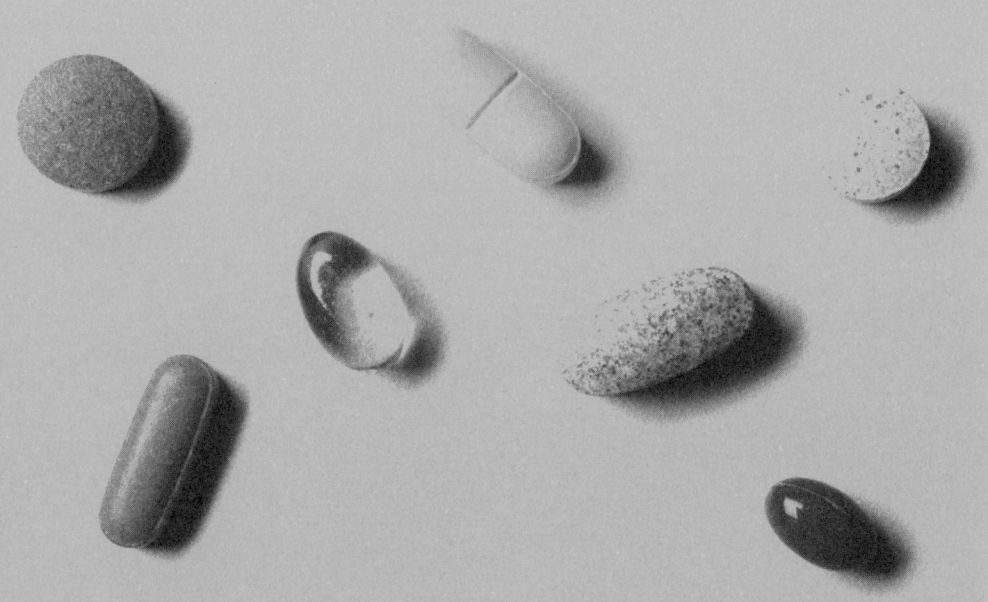

지금 약을 복용하고 있다면, 조심스럽게 서서히 줄여야 한다. 갑자기 약을 중단하면 금단 현상으로 힘들어질 수 있다. 4주간에 걸쳐 서서히 줄여나가면 거의 모든 약을 끊을 수 있다. '4주간의 법칙'에 따라 약을 줄이는 것과 동시에 면역력을 강화하기 위한 자조 조력을 해야 한다. 하루 20분으로 투자해 몸을 튼튼하게 만드는 역근공, 냉온욕법, 손톱 자극 요법 등이 자연치유력을 향상시키는 데 크게 도움이 된다.

약을 끊지 못하는 이유

약은 먹지 않는 것이 가장 좋다. 지금까지 이 책을 읽은 사람이라면 이 말에 이의가 없으리라 생각한다.

본인이나 가족이 약을 오랫동안 복용해온 사람이 많을 것이다. 앞의 내용을 통해 약의 위험성을 이론적으로 이해한 사람이라면 '실제로 어떻게 하면 약을 끊을 수 있는가?'라는 의문을 가질 것이다.

약을 끊고 싶지만 약을 끊고 나서 증상이 악화되면 어쩌나 하는, 약을 끊는 것에 대해 심리적으로 저항감을 느끼는 사람도 있을 것이다.

그런 심리적인 저항감은 이 책의 이론을 잘 이해했다면 반드시 불식되리라 믿는다.

그것보다 약을 끊을 때 문제가 되는 것은 생리적인 문제, 즉 금단증상이 나타나는 경우이다.

지금보다 더 증상이 심각해지는 이른바 금단증상을 어떻게 피할 수 있을까가 중요한 과제이다.

원래는 약을 처방한 장본인인 주치의가 적정 수준에서 환자가 약의 복용을 중단할 수 있도록 감독하는 것이 옳다. 그런 책임을 지는 것이 싫다면 애초에 약을 처방해서는 안 된다.

그런데 안타깝게도 그렇게까지 환자를 배려하는 의사는 별로 없는 것 같다.

앞에서 언급했듯이 이상 증상이 사라지고, 검사수치가 정상치로 돌아왔음에도 불구하고 환자에게 약을 계속 처방하는 의사도 적지 않은 것이 현실이다.

최고혈압이 100mmHg를 밑도는데도 여전히 혈압약을 처방하고, 혈당치가 100mg/dl을 훨씬 밑돌고 있는데 당뇨병 치료제를 계속 처방하는 의사가 있을 것이다.

이것은 생명과 직결되는 문제이다. 그렇기 때문에 엄연한 범죄라고 할 수 있다.

내가 종종 방문하는 노인요양시설에도 그런 가엾은 노인들이 많이 있다.

그들은 주치의에게 버림받고, 약에 길들여진 채 거리를 헤매고 다니는 것과 진배없다. 그런 노인을 자주 보았기에 약을 끊어야 한다고 강조하고 또 강조하는 것이다.

다시 한 번 반복하지만, 약은 근본적인 치유가 아닌 '임시방편'에 지나지 않는다.

물론 임시방편일지언정 때로는 약이 구세주 역할을 하기도 한다. 단, 그 '한때'를 견뎌내면 이후에는 더 이상 약이 필요 없어질 것이다.

의사를 믿을 수 없는 이상, 이 사실을 여러분 자신이 확실하게 머릿속에 새겨두기 바란다.

임시방편으로 약의 도움을 받는 동안, 여러분이 잊어서는 안 되는 사항이 있다. 스스로 병을 치유하려는 노력을 게을리 해서는 안 된다는 것이다.

약이 눈앞의 적을 막아주는 동안, 생활습관을 재점검하고 질병이 다시는 얼씬거리지 못하게 몸을 단련해야 한다.

그것이 바로 '약이 필요 없는 몸'이다.

약의 도움으로 혈압이 내려간다든지, 혈당 검사수치가 정상으로 돌아오는 등 증상이 호전되면 하루라도 빨리 약을 끊는 것이 현명하다. 자신도 모르는 사이에 몸이 약에 의존하게 될 수도 있으므로, 오히려 약을 계속 복용하는 편이 더 위험하다.

환자 입장에서는 약을 끊으면 증상이 악화되는 것은 아닌지 심리적으로 두려울 수도 있다. 그리고 약을 끊는 것 자체가 망설여질 수도 있다.

몸이 건강하지 못하면 인생이 즐겁지 않다!

부디 잘 생각해보기 바란다. 당신은 태어날 때부터 약을 복용하고 있었는가?

그렇지 않을 것이다.

인간의 몸은 원래 병을 스스로 치유할 수 있는 힘을 가지고 있기 때문에 자연치유력을 향상시키면 약에 의존할 필요가 없다.

요컨대 '약이 필요 없는 몸'을 만든다는 것은 몸을 본래 상태로 되돌리는 것을 의미한다.

제4의 길 – 주치의를 설득할 수 없을 때

지금 먹고 있는 약을 끊으려면 어떻게 하는 것이 좋을까?

우선 주치의에게 약을 끊고 싶다는 뜻을 분명히 전달하도록 한다.

주치의의 저항이 있을 수도 있지만, 환자로서 확실히 의사표시를 하지 않으면 아무것도 시작할 수 없다.

의사라면 반드시 알고 있는 '의사 수칙 425'(Doctor's Rules 425)에 실려 있는 다음 문구는 여러분의 든든한 버팀목이 되어 줄 것이다.

'약 복용을 중지해서 상태가 악화되는 약은 거의 없다.'

물론 이 말은 내가 한 말이 아니다. 세계적으로 유명하고 권위 있는 책에 실려 있는 말이므로 주치의에게도 나름대로 설득력이 있을 것이다. 훌륭한 의사라면 절대로 '의사 수칙 425'를 모를 리가 없다. 만약 모르는 의사가 있다면 성경을 모르는 기독교인과 같다.

어쨌든 무책임한 의사에게 약을 처방받은 사람은 운이 나빴다 생각하고, 다음 세 가지 중 하나를 선택하는 수밖에 없다.

① 열심히 주치의를 설득할 것인가?
② 약 끊는 것을 포기할 것인가?
③ 약 끊는 것을 도와줄 다른 의사를 찾을 것인가?

사실상 ①과 ③은 대단히 힘든 일이다. 많은 의사는 다음과 같은 핑계를 대면서 여러분의 요구를 이리저리 피하다가, 결국 약을 계속 복용하도록 종용할 것이기 때문이다.

조금 진정하신 다음에……
그렇게 다급히 끊지 않아도……
부작용은 별것 아니니까……
생명을 잃는 것에 비하면 부작용쯤이야……
만일을 위해서 약을 먹어야……
이 약은 평생 먹어야 하는 거라서……

내 주위에도 저런 말로 의사에게 설득당해서 벌써 몇 년간 계속 약을 복용한 사람이 적지 않다.

유감스럽지만 우리 사회에는 '의사 - 환자'라는 상하관계가 확고히 성립되어 있다.

'의사 선생님'이 약을 먹으라고 하면, 좀처럼 저항하지 못하는 심리가 많은 사람의 의식 속에 자리 잡고 있다.

당신 역시 그런 사람 중 한 명이 아닐까?

자신의 몸은 스스로 지켜야 한다. 의사가 당신의 요구를 이리저리 피하려 든다면, 스스로 약을 중지하는 것에 대해 고민해보기 바란다.

이것이 앞의 세 가지 선택사항에는 빠져 있는 '제4의 길'이다.

오랫동안 먹던 약을 끊는 데 신중해야 할 필요가 있지만, 사실 그렇게 어렵지는 않다.

약은 조심스럽게, 서서히 줄인다

스스로 약을 끊는 데에는 한 가지 요령이 필요하다. 조심스럽게, 서서히 줄여나가야 한다는 것이다.

하루라도 빨리 약에서 벗어나고 싶은 마음은 이해하지만, 갑자기 한꺼번에 끊는 것은 좋은 방법이 아니다.

세간에는 '약을 먹는 법'에 대한 책은 넘쳐날 만큼 많지만, '약을 끊는 법'에 대해 설명한 책은 찾아보기 힘들다.

현대인의 뿌리 깊은 '약에 대한 믿음' 탓도 있지만, 한편으로는 '약을 끊는 법'을 딱딱한 매뉴얼로 만드는 것이 무척 힘든 일이기 때문일 것이다.

이 책에서는 내친김에 그 힘든 일을 한번 해보려 한다.

수많은 환자가 약을 끊도록 지도한 내 경험이 참고가 되리라 생각한다. 그러나 모든 일에는 예외가 있는 법이므로 그 점을 부디 참작해주기 바란다. (이런 변명은 가능하면 하고 싶지 않지만, 한마디 첨부해두지 않으면 나중에 꼭 추궁하는 무리가 있다. 관대히 이해해주기 바란다.)

내가 어떻게 생각하고, 어떻게 해왔는지를 알려주는 이유는 여러분이 스스로 약을 끊는 데 하나의 기준으로 삼아주기를 바라기 때문이다.

내 나름대로 찾아낸 약을 끊는 가장 좋은 방법은 방금 이야기한 '조심조심, 천천히 줄여나간다' 이다.

약을 끊기 전에 먼저 '조심조심, 천천히'가 의미하는 바를 잘 이해해주기 바란다. 그것을 충분히 이해한 뒤에 구체적으로 약을 끊는 방법을 소개하도록 하겠다.

4주간의 법칙이 수명을 결정한다

거의 모든 약은 4주 정도면 끊을 수 있다. 이것을 나는 '4주간의 법칙'이라고 부른다. 몇 번이나 반복해서 말하지만 약을 끊기 위해서는 환자의 자발적인 노력과 진지하게 경과를 지켜보는 자세가 꼭 필요하다.

내가 '4주간의 법칙'에 대해 이야기하면, 환자들은 4주라는 기간의 근거가 무엇인지 종종 묻고는 한다. 그러면 나는 '경험'이라고밖에 달리 설명할 방법이 없다.

지금까지의 경험으로 봤을 때 대체로 환자들이 4주 만에 약에서 벗어날 수 있었던 이유는 아마도 4주(1개월) 정도면 대략 체질을 바꿀 수 있기 때문인 것 같다.

그리고 솔직해 말해서 내 사정상 4주 이상 한 환자의 진행상황을 관찰하면서 보조하기란 현실적으로 불가능하다. 그래서 나는 제대로 책임질 수 있는 기간 안에 환자가 약을 완전히 끊을 수 있도록 돕는다. '4주간의 법칙'의 기본 방법은 4주에 걸쳐 상태를 보면서 약을 서서히 줄여나가는 것이다.

그러면 구체적으로 어떤 속도로 줄여갈 것인가? 이 점이 가장 궁금한 부분일 것이다.

대개는 다음과 같은 과정을 밟는다.

- 제1주 …… 먼저 약의 양을 반으로 줄이고 상태를 본다. 가장 주의를 기울여야 하는 기간이다. 이 단계를 원만하게 넘기면 대체로 약을 끊는 데 성공한다.
- 제2주 …… 제1주에서 특별히 문제가 발생하지 않았다면, 약의 양을 거기서 반(=처음 양에서 4분의 1)으로 줄인다.
- 제3~4주 …… 여기까지 이상 증상이 없으면 제3주에는 다시 약의 양을 반(=처음 양에서 8분의 1)으로 줄이고, 여기서도 특별히 문제가 발생하지 않으면 제4주에 다시 양을 반(=처음 양에서 16분의 1)으로 차츰차츰 줄여간다.
- 제4주 뒤에 아무런 이상 증상이 나타나지 않으면 약을 끊는 데 성공한 것이다.

이것으로 대개의 경우 별 문제없이 약 끊는 데 성공한다.

가장 중요하면서 주의를 기울여야 하는 단계는 역시 제1주이다.

약의 양을 4분의 1, 8분의 1로 줄여감에 따라 약효가 점점 약해지기 때문에 제2주 이후부터는 그렇게 걱정하거나 주의를 기울이지 않아도 된다.

단지 지금까지 장기적으로 복용하던 약의 양을 반으로 줄이는 첫 번째 단계는 특히 세심한 주의가 필요하다.

매우 드물지만 처음 약의 양을 반으로 줄이는 단계에 약 2~3주가 소요되는 경우도 있다. 대개는 큰 문제없이 4주 정도면 성공적으로 약에서 벗어났다.

물론 약을 복용한 기간이 길거나 병세가 심각하거나, 혹은 약의 종류에 따라서 다소 예외가 있을 수 있다.

사람들이 상습적으로 복용하는 약의 종류는 대개 정해져 있는데, 소염진통제, 고지혈증치료제(콜레스테롤과 중성지방을 낮추는 약), 류머티즘치료제, 위장약, 혈압약, 변비약, 수면제, 진통제, 당뇨병치료제(제2형) 등이 그에 속한다. 경험상 이런 약은 대부분 '4주간의 법칙'으로 멋지게 끊을 수 있으며, 금단증상도 거의 없다.

한편 앞에서 말했듯이 약을 줄이는 것과 동시에 면역력을 강화하기 위한 자조노력을 해야 한다는 사실을 잊어서는 안 된다.

만약 통증이 너무 심해서 참을 수 없을 때는 한두 회 정도 진통제를 먹어도 문제가 되지 않는다.

자신과 가족 모두 행복해지는 방법

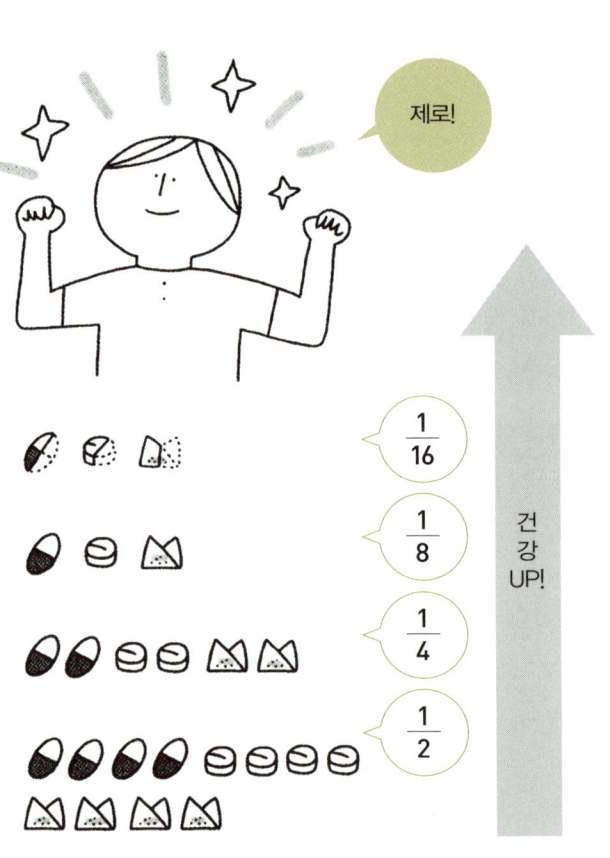

그런데 통증 '예방' 차원에서 소염진통제를 상습적으로 복용한다든지, 소화제만 믿고 습관적으로 과식하는 등 어처구니없는 이유로 약을 남용하는 사람이 있다.

이런 행동이 얼마나 위험한가에 대해서는 더 이상 말할 필요가 없을 것이다.

면역력을 높여주는 손톱자극요법

면역력을 높일 수 있는 간단한 방법을 소개하겠다. **손톱만 그냥 눌러주면 되니** 이보다 더 간단한 방법은 없을 것이며, 어쩌면 너무 간단해서 놀랄지도 모르겠다.

이 요법은 중국 전통의학 이론을 바탕으로 해서 의사인 후쿠다 미노루 씨와 아보 도오루 씨가 독자적으로 이론을 구축하여 발전시킨 치료법이다.

방법은 정말 간단하다.

두 손과 발의 손톱과 발톱이 나기 시작하는 부분의 양 옆을 엄지손가락과 집게손가락으로 잡고 조금 아프다 싶을 정도로 눌러준다. 이쑤시개나 볼펜 끝으로 자극을 주는 것도 좋지만, 너무 무리해서 자극을 주어 피가 나는 일이 없도록 주의해야 한다.

기준시간과 횟수는 각각 10초씩, 하루에 10회 정도 실시한다. 손과 발 모두 실시하는 것이 이상적이나, 회사 업무 중 틈틈이 할 때는 손톱만 눌러줘도 상관없다.

손톱과 발톱을 누르기만 해도 면역력이 높아지는 이유는 무엇일까? 손톱자극요법은 자율신경의 균형과 리듬을 조정하는 효과가 있기 때문이다.

자율신경이란 자신의 의지로 몸의 각 부분을 움직이는 운동신경과 달리 자신의 의지와는 무관하게 움직이는 신경을 말한다.

자율신경은 몸의 내부에서 보내는 정보와 외부의 자극에 자동으로 반응하고, 순환·소화·대사·체온조절·생식 등 생체기능을 원활하게 조절한다.

무의식중에 작용하는 것이라 간과하기 쉬우나, 자율신경이 제대로 기능하지 못하면 질병에 걸리게 된다.

자율신경에는 교감신경과 부교감신경이 있다.

교감신경과 부교감신경은 각각 다른 역할을 담당하고 있으며, 언제나 둘 중 한쪽의 신경이 우위에서 작용하여 몸의 균형을 유지한다.

알기 쉽게 설명하면 ON·OFF 스위치를 눌러 제어하듯이, 필요에 따라 교감신경과 부교감신경이 번갈아 작용하여 몸의 기능이 원만하게 유지되도록 하고 있다는 뜻이다.

교감신경은 긴장하여 스트레스를 받을 때 우위에서 작용한다.

한편, 밤에 자고 있을 때나 쉬고 있을 때는 부교감신경이 우위에서 작용한다.

교감신경과 부교감신경의 연계가 원만하면 건강이 유지되고, 반대로 교감신경과 부교감신경의 연계가 무너지면 몸의 여러 기능이 정상적으로 작용하지 못해 병에 걸리게 된다.

자율신경은 몸의 모든 기능에 지시를 내리는 '총사령부'와 같다고 할 수 있다.

손톱자극요법은 자율신경의 균형과 리듬을 조정해주는 효과가 있다.

손톱과 발톱이 나기 시작하는 뿌리 부분에는 자율신경의 경혈(치료 포인트)이 모여 있다. 그 부분을 자극해주면 자율신경, 즉 교감신경과 부교감신경의 균형과 리듬을 조정할 수 있다.

면역력이 쑥쑥 높아진다! – 손톱자극요법

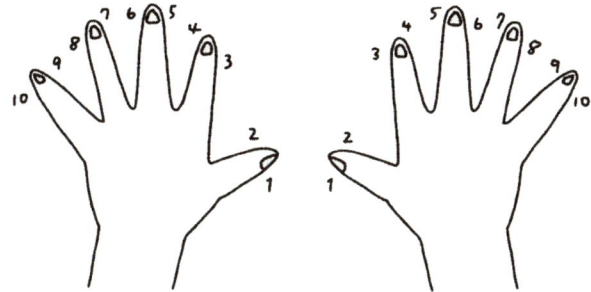

자율신경의 경혈은 손톱과 발톱이
나기 시작하는 부분에 있다.

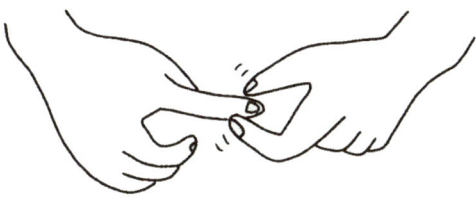

엄지손가락과 집게손가락으로 손가락을 잡고,
약 10초 동안 조금 아프다 싶을 정도로 누른다.

온몸의 혈액순환을 개선시켜 주는 냉온욕

면역력을 높이는 데에는 냉온욕도 상당히 효과가 있다. 역시 방법은 매우 간단하다. 더운물에 몸을 담갔다가 찬물로 샤워하는 과정을 번갈아서 반복하면 된다.

이렇게 더운물과 찬물의 자극을 번갈아 받으면, 자율신경의 균형과 리듬이 조정되어 온몸의 혈액순환이 눈에 띄게 개선되며, 신진대사가 활발해진다. 그뿐만 아니라 면역을 담당하는 림프구도 증가한다.

매일 목욕할 때 '냉온욕'을 생활화하면 면역력이 강화되고, 몸이 건강해질 것이다.

방법은 다음과 같다.

몸의 리듬을 조정하는 습관 - 냉온욕

❶ 더운물 : 몸이 따뜻해질 때까지 더운물에 몸을 담그고 있는다 (물 온도 40도 전후).

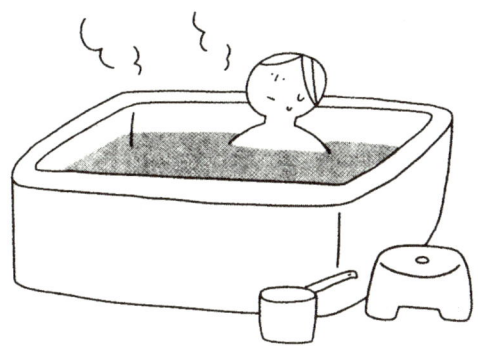

❷ 찬물 : 찬물로 30초 동안 샤워를 한다(물 온도 20도 이하).

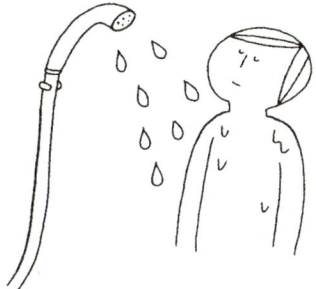

❸ 더운물 → 찬물 → 더운물 → 찬물 → 더운물 → 찬물로 끝!

① 먼저 더운물로 시작한다.
② 몸이 따뜻해질 때까지 더운물에 몸을 담그고 있다가, 찬물로 30초 간 샤워하는 과정을 '더운물 → 찬물' 순서로 3회 반복한다.
③ 마지막은 찬물로 마무리한다.

목욕물 온도는 더운물은 40도 전후, 찬물은 20도 이하로 하는 것이 좋다. 실시하는 시간은 아침이든, 밤이든 상관없다. 단지 심장에 질환이 있는 사람을 비롯해 몸의 상태가 염려되는 사람은 절대로 무리하지 말기 바란다.

찬물로 샤워할 때는 갑자기 차가운 물을 몸에 뿌리지 말고, 손끝·발끝에서부터 물을 묻히는 것이 좋다. 물의 온도에 익숙해지면 무릎 아래, 허벅지 아래 순서로 점차 찬물이 닿는 범위를 넓혀가다가 마지막에 온몸에 물을 뿌리도록 한다.

물의 온도를 갑자기 20도 밑으로 내리면 자극이 너무 강하기 때문에, 처음에는 30도 정도에서 시작해서 적응해 가면서 천천히 온도를 내리는 것이 좋다.

3개월이면
당신의 몸이 달라진다

약이 없는 생활을 상상할 수 없다. 약 없이는 살 수 없다.

이런 사례도 자주 접하게 되는데, 다루기 쉬운 상황이 아니므로 솔직히 골치가 아프다. 약을 끊는 과정에서 금단증상이 염려되기도 하고, 증상이 악화되는 경우도 있기 때문이다.

그러나 이런 경우에도 '조심스럽게, 서서히' 약을 줄여나가면 **반드시 약을 끊을 수 있다.**

가령 아토피성 피부염으로 스테로이드 연고를 사용하는 경우, 1년 이내로 짧은 기간 사용했을 때는 그다지 문제가 되지 않는다. 하지만 1년 이상 사용한 경우에는 면역 억제 상태이기 때문에 주의가 필요하다.

원래 아토피는 염증반응(+산화반응)이다. 이 염증반응을 스테로이드가 억제시켜 준다.

1장에서 기관지천식과 메밀 알레르기로 발작이 일어났을 때 스테로이드 주사가 생명을 구한다는 설명을 했다. 스테로이드는 이 세상에서 꼭 필요한 몇 가지 안 되는 약 중 하나인 것만은 분명하다. 하지만 상습적으로 사용하는 것은 매우 위험하다.

아토피성 피부염의 경우 담당의사가 식견이 넓지 못하면 너무도 간단히 스테로이드를 상습적으로 사용하게 된다. 확실히 스테로이드만큼 기대를 저버리는 일 없이 염증을 거의 완벽하게 억제시켜 주는 약은 없다.

하지만 이것은 기뻐할 만한 일이 아니다. 근본적인 치료가 아닌, 임시적으로 증상을 완화시켜 주는 것에 불과한 약을 계속 사용하므로 해서 우리 몸이 본래 지니고 있는 자연치유력이 저하된다.

스테로이드제를 상습적으로 사용하는 환자는 손톱자극요법과 냉온욕을 실시하면서, 스테로이드 연고와 로션 같은 피부외용제의 사용량을 점차 줄여나가야 한다.

내 경험에 따르면 중증 아토피인 경우 4주 만에는 힘들더라도, 보통 3개월 정도면 약을 끊을 수 있다.

그 다음으로 끊기 어려운 약이 장기간 복용한 정신안정제와 항우울제이다.

정신안정제, 수면제, 항우울제 같은 약은 1년 이내로 단기 복용한 경우에는 큰 저항 없이 약을 끊을 수 있지만, 장기간에 걸쳐 복용한 경우에는 좀처럼 끊기 어렵다.

내 경험상 이런 약은 갑작스럽게 복용량을 줄이면 공격적으로 되거나 굉장히 의기소침해지기도 하고, 더 초초해한다거나, 자살 기도를 하기도 한다. 또한 땀이 나고 심장이 평상시보다 두근거리는 증상이 나타나는 등 여러 자율신경 이상 증상이나 원인 모를 통증이 발생하게 된다.

약의 효능이 뛰어나다는 것은 그만큼 위험성이 크다는 사실을 새삼 깨닫게 된다. 약을 갑자기 중단하면 위와 같은 후유증이 생길 수도 있으므로 자연치유력을 높이는 한편, 상태를 면밀히 관찰하면서 '조심스럽게, 서서히' 단계적으로 약을 줄여가는 수밖에 다른 방법이 없다.

이런 경우에는 환자의 상태를 정확히 파악하여 환자가 본인의 현재 상태를 받아들이도록 설득하는 방법밖에 없다.

정신안정제와 항우울제를 상습적으로 복용하는 사람들은 대부분 표면적으로는 '약을 끊고 싶다.'라고 말하지만, 조금 복잡한 심리 상태인 것으로 보인다.

'영영 약을 못 끊게 되는 거 아닐까?' '약 먹는 걸 중단하면 증상이 악화되는 거 아닐까?'라는 불안감이 마음속에 자리 잡고 있는 듯하다.

만약 정말 그렇다면 지금은 약을 중단할 때가 아닐지도 모른다.

그러나 애초에 약이 없던 상태에서 구태여 약을 복용하기 시작한 것이므로, 약이 없던 상태로 돌아갈 수 있다면 약을 끊을 수 있다. 당연한 이치이다.

그렇게 하기 위해서는 시간을 들여서 조금씩 약을 줄여 가야 한다. 우선은 '향후 6개월 동안 약을 끊겠다.' 같은 목표를 세우고, 생활습관을 개선하기 위해 집중적으로 노력한다.

24시간 생활의 리듬이 깨지지 않도록 조정하고, 이 책에서 소개한 다양한 방법(스트레칭, 걷기, 복식호흡, 냉온욕, 손톱자극요법 등)을 실천하는 데 힘쓰면서 경과를 주의 깊게 살펴본다.

6개월이 걸리는 경우도 있지만, 내 경험에 따르면 대개는 3개월 정도면 약을 끊을 수 있다.

앞에서 잠깐 언급했듯이 마음속에 약을 끊는 것에 대해 심리적으로 저항감을 느끼고 있다면 시기상조일지도 모른다. 적절한 시기를 판단하는 것도 중요하다. 운 좋게도 내가 담당한 환자 중에 6개월 이상 걸린 사람은 없었다.

우리 몸은 어느 의미에서는 그 정도로 정밀하지 않다.

지금은 약 없는 생활을 상상할 수 없을 정도로 약에 의존하고 있어도 반드시 언젠가는 약에서 벗어날 수 있는 날이 올 것이다.

참을 수 없는 두통 즉시 해소하는 법

통증은 육체적으로나 정신적으로 느끼는 고통 중에서 최상급에 속한다.

사실 통증 치료는 의료 역사의 커다란 테마이기도 하다.

대부분의 사람들이 자주는 아니더라도 때때로 진통제의 도움을 받을 것이다. 나 역시 예외는 아니다. 습관적으로 복용하지는 않지만, 가뭄에 콩 나듯 이따금 두통약을 먹는다.

사람을 심하게 괴롭히는 통증도 약을 먹지 않고 충분히 대처할 수 있다. 내 경험부터 이야기하겠다.

이전에 나는 오랫동안 긴장했다가 긴장이 풀리면 밀려오는 두통 때문에 고생하는 일이 자주 있었다.

이것은 전형적인 근긴장성두통(筋緊張性頭痛)이다. 긴장으로 인해 혈관이 수축되어 혈액순환이 원활하지 못한 상태에서, 긴장이 풀리고 혈관이 한 번에 갑자기 확장되면서 머리가 욱신욱신 쑤시는 두통이 시작되는 것이다.

한동안 참고 있으면 시간과 함께 통증도 사라진다는 것을 알고 있지만, 참는 동안 신경이 예민해져 스트레스가 쌓이게 되므로 자신도 모르게 두통약에 손을 뻗게 된다.

그러나 약은 역시 독이다. 앞에서 말한 바와 같이 두통약을 포함한 진통제는 통증을 일시적으로 억제시켜 줄 뿐이지, 통증을 유발하는 원인을 근본적으로 치료해주지는 못한다.

이 사실은 여러분도 이미 잘 알고 있으리라 생각한다. 게다가 상습적인 복용은 우리 몸을 좀먹는다.

실제로 2005년 미국식품의약국(FDA)은 진통제(정확히는 비스테로이드 소염진통제, NSAIDs)가 남용되는 풍조를 우려한 때문인지, 모든 NSAIDs가 심혈관계 부작용을 일으킬 수 있다는 사실을 경고하도록 지시하였다. 다시 말해서 아무 생각 없이 진통제를 먹었다가는 큰코다칠 수 있다는 의미이다.

하지만 아무리 그렇게 말해도 통증을 참는 것은 스트레스가 쌓이는 일이다.

그즈음 우연한 기회에 어느 중의사를 만나게 되었다. 이 만남으로 중의학의 진수를 접하게 되었다. 여기에서 나는 '기'에 대해서 관심을 갖게 되었다.

중의사의 설명에 따르면 통증은 기가 막혀서 혈액이 원활히 흐르지 못하고 고여 있는 곳에 생긴다. 그러므로 막힌 기를 풀어 혈액 순환을 개선시켜 주면 통증은 자연스럽게 사라진다는 것이다.

실제로 지인인 중의사가 단숨에 환자의 통증을 사라지게 하는 기공(외기공, 사람에게 행하는 기공) 치료를 하는 모습을 직접 본 적이 있다. 그때부터 반신반의했던 '기'에 대한 인식이 완전히 달라졌다.

더욱이 그 중의사는 "기의 존재는 확실하지만, 그 정체는 분명하지 않다. 생체 매트릭스(결합조직)를 통해서 흐르는 양자일지도 모른다."라고 말했다. 그 가설이 내게는 매우 자극적이었을 뿐만 아니라, 내 오랜 의문을 해소시켜 주기에 충분했다.

나는 그에게 배운 것을 직접 시험해보기로 했다.

친숙한 두통이 왔을 때 먼저 머리와 목의 근육(결합조직을 포함)을 마사지하거나, 스트레칭을 해보았다.

무엇보다 놀란 것은 '역근공'이라 불리는 기술이다.

이것은 기공의 이념을 중심으로 소림사와 태극권을 조합하여, 누구나 쉽게 따라할 수 있도록 약식화한 정체(整體) 기술이다.

마사지나 스트레칭과 함께 이 '역근공'을 실시했더니 정말 신기하게도 두통이 점점 사라졌다.

그 뒤에도 한창 긴장해 있다가 긴장이 풀리면서 두통이 몰려올 상황이 되었는데 놀랍게도 두통이 생기지 않았다.

그리고 두통이 있을 때 다음의 경혈을 지압해주면 효과적이다.

백회혈, 풍지혈, 태양혈, 합곡혈과 같은 경혈을 조금 강하게 누르면 통증이 사라지는 것을 실감할 수 있다.

점점 중의학에 빠져든 나는 기공도 배워서 시험해보았다.

그러자 두통은 물론 오른쪽 무릎이 뜨끔거리며 아프던 증상도 함께 사라졌다. 역근공과 경혈지압은 배우면 누구나 금방 할 수 있으므로 꼭 해보기 바란다.

어쨌든 중의사와의 운 좋은 만남을 계기로, 인류의 최대 적이라 할 수 있는 통증까지도 약 없이 치유할 수 있다는 확신을 갖게 되었다.

단 20분! 몸을 튼튼하게 만드는 법 – 역근공

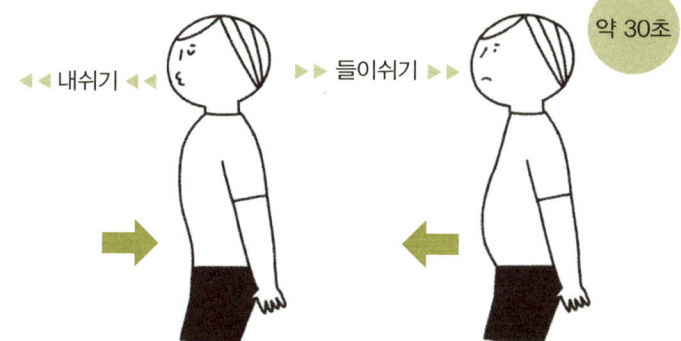

❶ 복식호흡을 한다. 먼저 배를 안으로 넣으면서 입으로 숨을 천천히 길게 내쉰다.
숨을 모두 내뱉었으면 배를 불룩하게 내밀면서 코로 숨을 자연스럽게 들이마신다.

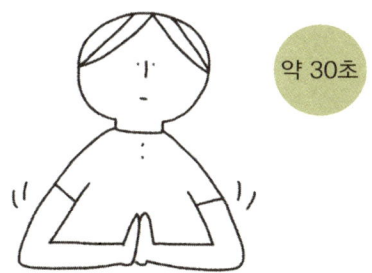

❷ 가슴 앞에서 손을 합장하고 두 손바닥을 문질러서 마찰시킨다.

※ 역근공은 통증을 치유해 줄 뿐만 아니라 건강을 회복 또는 유지할 수 있도록 도와준다.

단 20분! 몸을 튼튼하게 만드는 법 – 역근공

약 3분

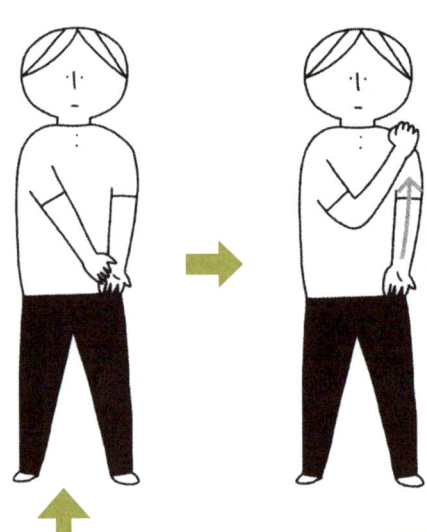

❸ 손바닥을 앞으로 향한 채 왼손을 뻗은 다음
위에 오른손 손바닥을 포개 놓는다.
오른손으로 왼손 손끝부터 팔을 따라서
어깨까지 쓸어 올린다.
왼손을 180도 돌려서 손바닥이 아래로 향하게 한다.
왼쪽 어깨에 있는 오른손을 이번에는 팔을 따라서
손끝까지 쓸어내린다.
이 동작을 반복한다.

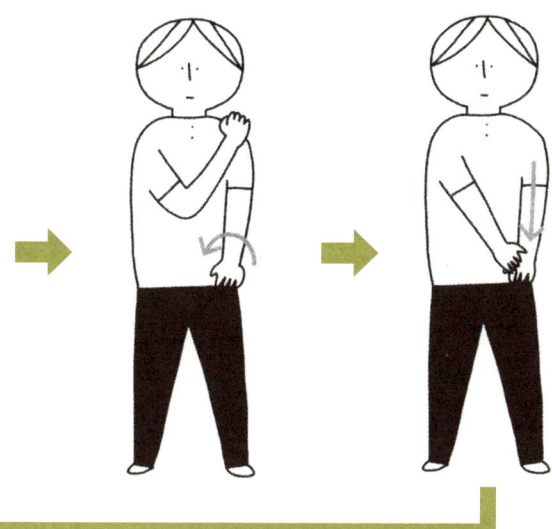

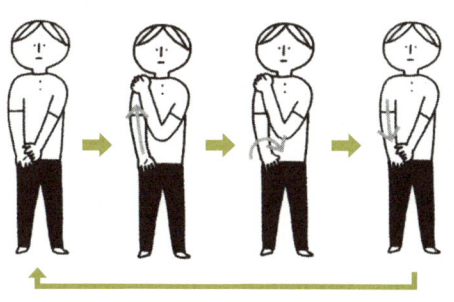

약 3분

❹ 왼손과 오른손을 바꿔서 ③의 동작을 실시한다.

3장 · 내 몸의 면역력을 높이는 생활 방식

단 20분! 몸을 튼튼하게 만드는 법 – 역근공

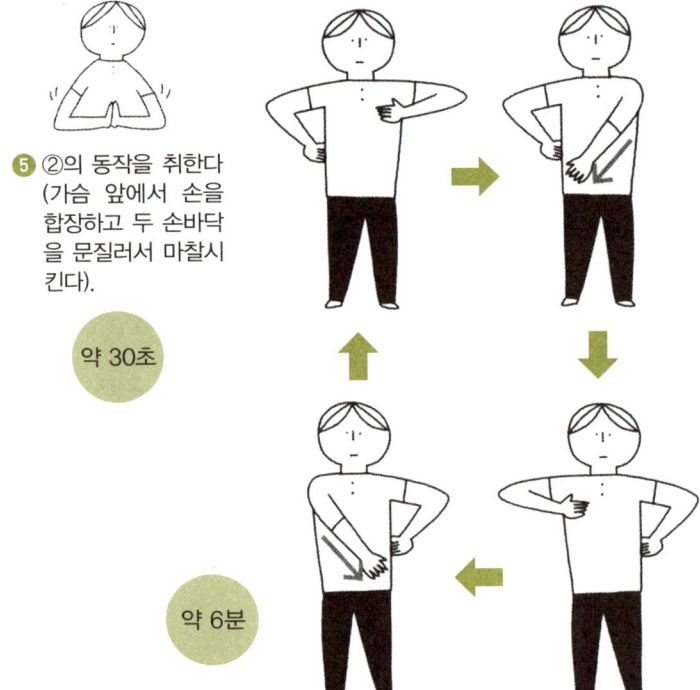

❺ ②의 동작을 취한다 (가슴 앞에서 손을 합장하고 두 손바닥을 문질러서 마찰시킨다).

약 30초

약 6분

❻ 오른손을 허리에 대고, 왼손을 왼쪽 어깨에 가볍게 얹는다. 왼손으로 가슴을 지나 오른쪽 옆구리까지 쓸어내린다. 좌우를 바꿔서 왼손을 허리에 대고 오른손을 오른쪽 어깨에 가볍게 얹는다. 오른손으로 가슴을 지나 왼쪽 옆구리까지 쓸어내린다.

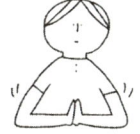

❼ ②의 동작을 취한다
(가슴 앞에서 손을
합장하고 두 손바닥을
문질러서 마찰시킨다).

약 30초

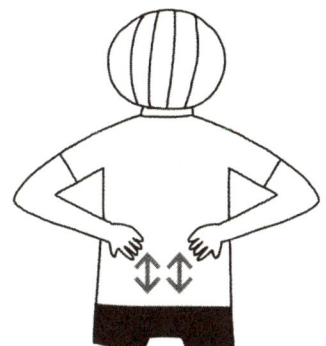

❽ 등허리(신장이 있는 위치)에
두 손을 대고 위아래로
쓸어준다.

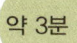
약 3분

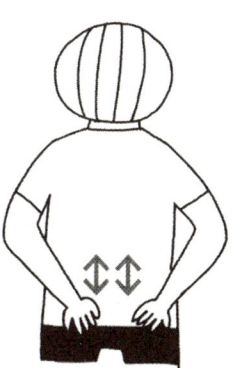

단 20분! 몸을 튼튼하게 만드는 법 – 역근공

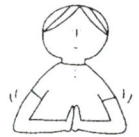

❾ ②의 동작을 취한다 (가슴 앞에서 손을 합장하고 두 손바닥을 문질러서 마찰시킨다).

약 30초

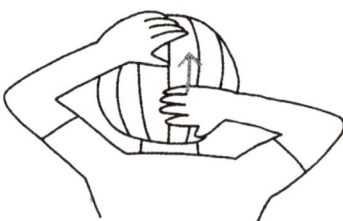

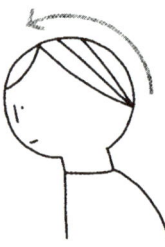
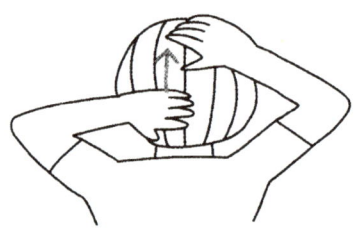

❿ 정수리와 목 뒤에 각각 손을 대고, 목에서부터 정수리를 지나 이마까지 번갈아서 쓸어준다.

약 3분

[두통과 눈의 침침함이 신경 쓰이는 사람은 아래 동작을 추가한다]

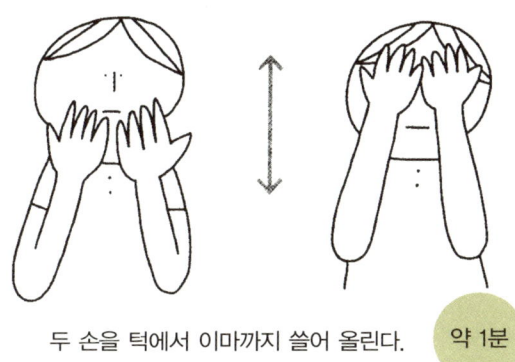

두 손을 턱에서 이마까지 쓸어 올린다.   약 1분

[귀울림과 현기증이 걱정되는 사람은 아래 동작을 추가한다]

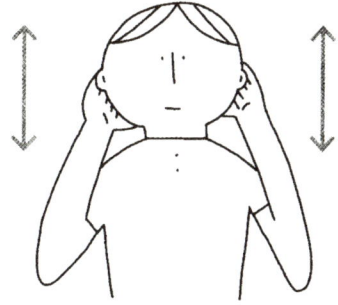

두 손을 귓불 뒷부분에 대고 위아래로 쓸어준다.   약 1분

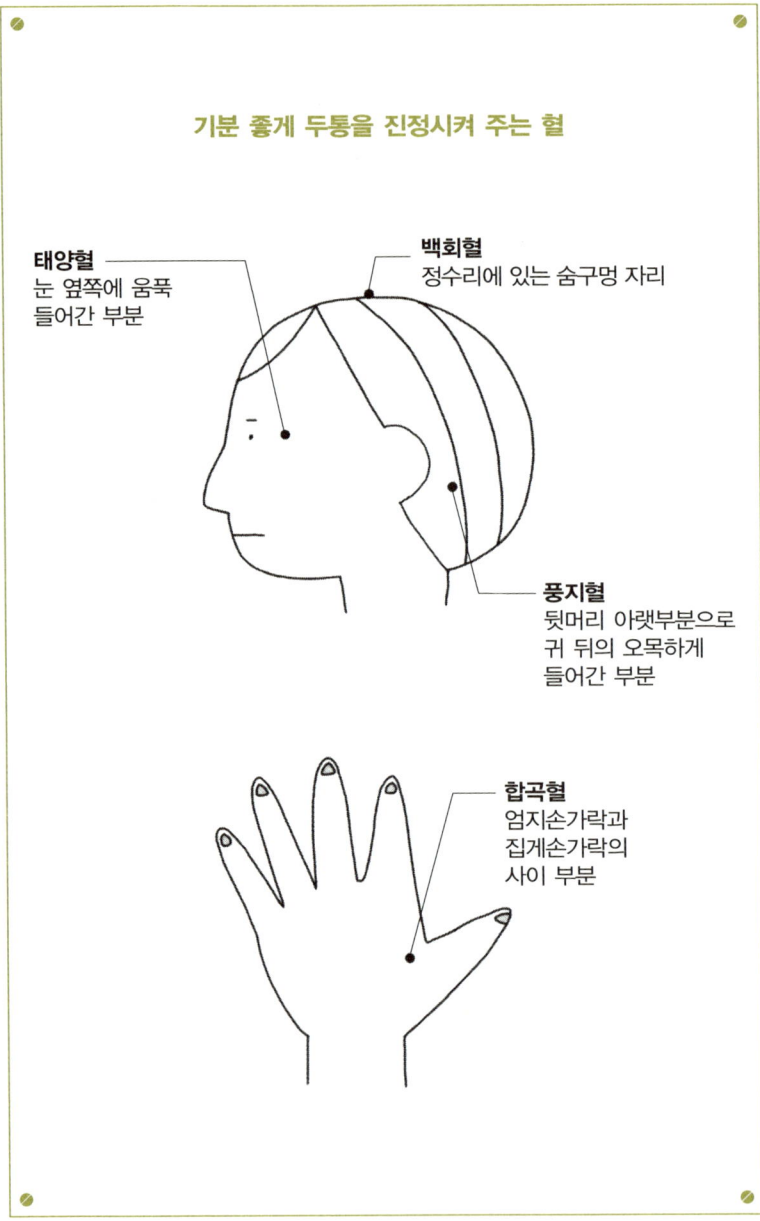

감기약은 백해무익

감기에 걸려 의사에게 진료를 받으면 '반드시' 항생제를 처방해 준다.

많은 사람들이 감기를 항생제로 치료하는 것을 일반상식처럼 받아들이고 있지만 이것은 큰 오해이다.

같은 미생물 중에서도 바이러스는 항생제에 반응하지 않는다.

그런데 대부분의 감기는 바이러스가 원인이기 때문에 감기에 항생제를 처방해도 소용이 없다.

매우 드물기는 하지만 감기가 악화되어 2차 세균에 감염됐을 경우에는 항생제가 도움이 될 수도 있다. 하지만 처음부터 감기에 항생제를 처방하는 것은 소용없는 짓이다.

감기 때문에 항생제를 복용하면 정작 감기 바이러스는 치료하지 못하고, 몸 안에 유용한 세균만 없애는 꼴이 된다. 장에 있는 상재균에 대해서는 앞에서 이야기했다.

중요한 장 안의 환경이 겨우 감기로 인해서, 그것도 의사의 오해로 잘못 처방된 항생제를 복용한 탓에 파괴된다면 이것만큼 불합리한 일도 없을 것이다.

한 가지 더 덧붙이자면 감기에 해열제를 복용하는 것도 좋지 않다. 왜냐하면 감기에 걸려 몸에 열이 나는 것은 우리 몸이 일부러 체온을 높여서 면역세포가 제 기능을 발휘할 수 있게 준비 작업을 하는 과정이기 때문이다.

다시 말해서 몸에 열이 나는 것은 몸의 방어기능이 작용하는 과정에서 나타나는 반응이다.

따라서 감기에 걸렸다 싶을 때는 당장 의사에게 달려가거나, 약을 사러 약국으로 달려갈 것이 아니라 열이 나는 대로 내버려두는 편이 회복이 더 빠르다.

감기는 '자연치유력이 저하되었다' 는 표시로 우리 몸이 보내는 경고 메시지이다. 그렇기 때문에 무리해서 감기증상을 고치려 하기보다는 먼저 자연치유력을 높이는 것이 급선무다.

대개 감기는 잠깐 나타났다 사라지는 일과성이어서 악화되지만 않으면 2~3일 만에 자연스럽게 낫는다.

불쾌한 증상을 하루라도 빨리 해소하고 싶어하는 마음은 이해하지만, 감기에 걸렸을 때는 몸의 목소리에 귀를 기울여 최근에 건강에 소홀했던 점은 없는지 반성하고 휴식을 취하면서 건강을 돌보는 게 좋다.

약을 먹으며 과로하기보다 회사가 끝나면 일찍 귀가하고, 집안일을 줄여서 몸에 피로가 쌓이지 않게 주의하며, 영양가 있는 음식을 먹으면서 밤에 8시간씩 충분히 수면을 취하면 감기는 곧 낫는다.

약 없이 고혈압을 치유한다

약을 복용하지 않고도 혈압을 조절할 수 있는 방법이 있다.

앞 장에서는 적당한 운동과 바른 식생활 같은 생활습관을 통해 혈압을 관리하는 방법에 대해 이야기했다면, 여기서는 '장딴지 마사지'와 '하지거상 운동'을 소개하려 한다.

모세혈관이 좁아져서 저항이 커지면 심장은 한층 더 힘을 줘서 혈액을 밀어내려 한다. 사람의 주먹만 한 크기의 심장에게 그런 중대한 임무를 부여하는 것은 조금 가혹하다는 생각이 들기도 한다.

좁은 혈관을 밀어서 넓히는 것도 좋은 방법이지만, 사고를 전환하여 반대로 정맥 쪽에서 혈액을 끌어당기는 방법도 있다.

그에 해당하는 방법이 바로 '장딴지 마사지'와 '하지거상 운동'

이다.

장딴지 근육을 움직인다. 하반신을 심장보다 높게 한다.

'장딴지 마사지 & 하지거상 운동'은 정맥의 흐름을 촉진시켜 주므로, 결과적으로 온몸의 혈액순환이 눈에 띄게 좋아진다.

두 방법의 효과에 대한 이해를 돕기 위해 조금 더 자세히 설명하도록 하겠다.

혈액을 전신으로 순환시키는 데 있어 심장의 펌프작용(밀어내는 힘)이 큰 역할을 한다는 것에 대해서는 잘 알고 있으리라 생각한다.

또 한 가지 피의 흐름을 원활하게 해주는 방법이 있다.

심장으로 보내는 혈액의 양을 늘리는 것이다. 그렇게 하면 자연스럽게 심장에서 내보내는 혈류도 늘어나게 된다.

심장으로 돌아오는 혈액을 늘리려면 어떻게 하면 좋을까?

이럴 때는 장딴지 근육을 움직여주고 하반신을 심장보다 높게 해주면 도움이 된다.

만약 부모님의 혈압이 안정되기를 바란다면, 이 두 방법과 더불어 부모님 이야기를 경청하도록 한다.

혈압은 식습관을 비롯한 생활습관과 밀접한 관계가 있지만, 스트레스가 미치는 영향도 무시할 수 없다.

특히 노인의 경우는 자신의 '생각'을 느긋하게 들어주기를 바란다. 하지만 눈코 뜰 새 없이 바쁘게 돌아가는 현대사회에서 그런 욕구를 충족시키기는 어렵다.

내가 방문하는 노인요양시설에서도 실제로 도우미나 간호사, 가족들이 시간을 내서 노인들의 이야기를 들어주었을 뿐인데 혈압이 상당히 개선되는 것을 목격할 수 있었다.

이런 노력을 통해 모두가 즉시 혈압약을 끊을 수 있는 것은 아니지만, 복용량을 줄일 수는 있다.

참고로 말하면 나는 고혈압 치료의 기준을 정할 때 최고혈압은 139 이하, 최저혈압은 89 이하라는 국제고혈압학회에서 제시한 기준을 따르지 않는다.

구체적인 수치는 사람에 따라서 각기 다르지만, 근본적으로 최고혈압은 130~160 정도, 최저혈압은 80~100 정도면 대부분 진정이 되고 환자의 상태도 가장 양호하다.

65세 이상은 최고혈압을 139이하로, 최저혈압은 89이하로 낮춰야 한다는 '윗분들의 권고안'은 도저히 납득할 수 없다.

지나치게 혈압을 낮추면 기력을 잃게 된다는 것은 앞에서 설명한 바 있다. 오히려 지나치게 내려간 혈압을 원래 상태로 돌려놓기만 해도 극적으로 기운을 차리는 일이 종종 일어난다.

혈액순환을 개선해주는 기분 좋은 습관

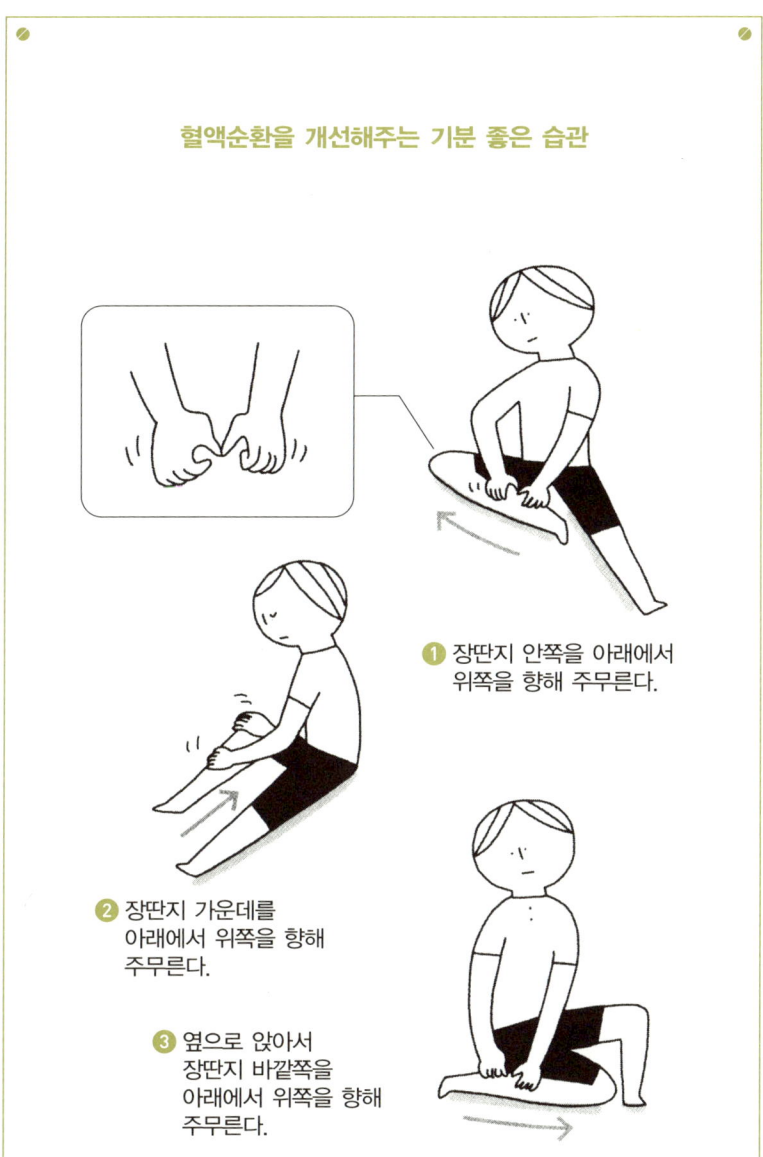

❶ 장딴지 안쪽을 아래에서 위쪽을 향해 주무른다.

❷ 장딴지 가운데를 아래에서 위쪽을 향해 주무른다.

❸ 옆으로 앉아서 장딴지 바깥쪽을 아래에서 위쪽을 향해 주무른다.

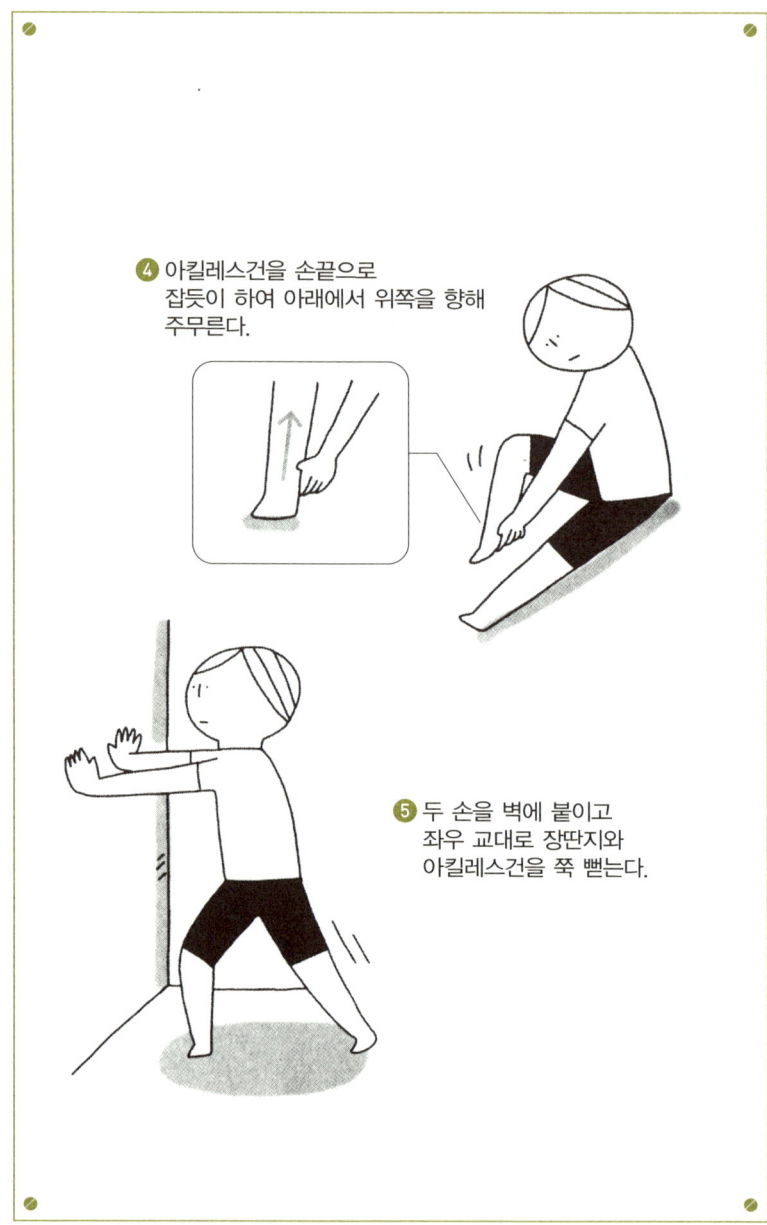

피의 순환을 도와주는 수면법

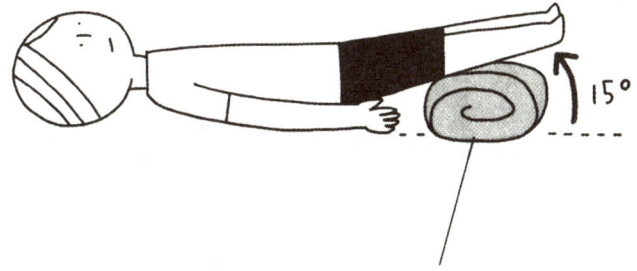

바닥에서 경사가 15도 정도 되게 베개나 쿠션, 모포를 둥글게 만 것을 다리 아래에 괴어놓고 눕는다. 그러면 혈액순환이 촉진된다.

4장

의사의 도움 없이 90퍼센트의 질병을 고치는 법

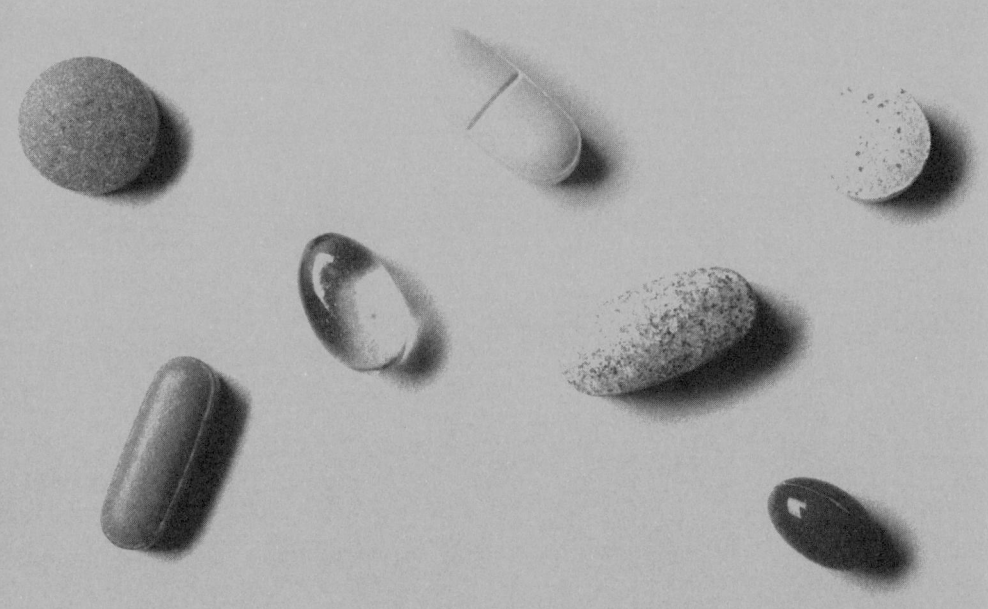

우리가 '질병'이라고 생각하는 것 중에 90퍼센트는 의사에게 진료를 받든 안 받든 시간이 지나면 저절로 낫는 병이다. 꼭 진료를 받고 약을 복용하지 않아도 되는데도 열심히 병원에 다니거나 하루도 거르지 않고 약을 먹는 코미디 같은 상황이 펼쳐지는 것이 지금의 의료현장이다. 반드시 약을 복용해야 하는 '고질병'이라고 믿고 있던 것이 사실은 '질병'이 아니라는 것을 알고 나면 다들 놀란다. 이 사실을 확실하고 정직하게 알려야 한다.

원기왕성한 사람과 기운 없는 사람의 가장 큰 차이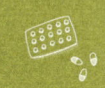

'노인들 중 대부분은 복용하고 있는 약을 중지하면 몸 상태가 좋아진다.'

이 말은 내가 멋대로 한 말이 아니다.

여러분이 이미 잘 아는, 그리고 의사라면 누구나 알고 있는 '의사 수칙 425'에 실려 있는 유명한 말이다.

이것만 봐도 나 혼자 약의 해로운 영향에 대해 독선적으로 주장하는 것이 아님을 알 수 있을 것이다.

정말 맞는 말이다.

그런데 노인들이 증상을 호소할 때마다 단순히 약을 추가하는 어이없는 의사가 우리 주변에는 정말 많다.

그 때문에 노인요양시설의 많은 노인들이 약에 절어 있다.

몇 년 전부터 노인요양시설로 왕진을 다니는데, 약을 좋아하는 수많은 노인들을 볼 때마다 놀라고는 한다. 흡사 약에 중독된 사람들 같다. 눈 뜨고 보기 힘든 그 참상에 정말 기가 막히기도 하고 안타깝기도 하다.

노인요양시설에 새로 들어오는 분과 나의 첫 번째 만남은 어떻게 약의 중독과 약에 대한 맹목적인 믿음에서 벗어나게 할 것인가로 시작된다.

그들은 열렬히 약을 신봉하고 있는 탓에 이미 기력과 의욕이 많이 상실된 상태이며 스스로 건강수명을 단축하고 있다.

약 중독에 빠진 수많은 노인들 사이에 극소수이지만 약을 먹지 않는 용기 있는 분들도 있다. 그런 분들은 활발하고 의욕과 생기가 넘치기 때문에 한눈에 알 수 있다.

수년 전 내가 막 노인요양시설에 다니기 시작했을 무렵, 건강하고 활기 넘치는 노인 한 분께 다음과 같이 여쭤본 적이 있다.

"연세가 많으신데 활기가 넘치는 비결은 무엇인가요?"

그러자 다음과 같은 명쾌한 대답이 돌아왔다.

"약을 먹으면 안 돼! 건강하게 오래 살려면……."

"하지만 의사에게 약을 처방받고 계시잖아요?" 나는 노인의 뜻밖의 대답에 놀라서 엉겁결에 이렇게 되물었다.

"그런 건 버리면 그만이지. 이건 비밀이야. 의사선생(주치의)이나 애들한테 쓸데없이 걱정 끼치고 싶지 않으니 내가 꼬박꼬박 약을 잘 챙겨 먹는 걸로 해둬."

그 당시에는 '과연 이 분 나름대로 방법이 있었구나……' 하고 감탄한 걸로 끝이었다.

그로부터 몇 년이 흐른 지금은 확신을 갖게 되었다. 약을 복용하지 않는 노인이 약을 복용하는 노인보다 훨씬 건강하다.

약에 의존하지 않고도 조금만 궁리를 하면 충분히 건강하게 오래 살 수 있다. 아니, 약에 의존하지 않기 때문에 건강하게 오래 살 수 있는 것이다.

오해가 생기지 않도록 다음 사항을 보충하기로 하겠다.

약을 복용하지 않는 노인이 특별히 다른 이들보다 건강상태가 좋았던 것은 아니다.

그리고 매일 약을 달고 사는 노인이 중병을 앓고 있었던 것도 아니다.

두 노인 모두 노인요양시설에 들어왔을 때는 대체로 건강상태가 비슷했다.

그런데 그 뒤로 의사가 처방해준 약을 아무 생각 없이 꾸준히 복용한 사람과 그렇지 않은 사람의 명암이 명확하게 나뉘었다.

당신은 무엇 때문에
매일 약을 챙겨 먹는가

절대로 과장된 이야기가 아니다. 정말로 노인요양시설에 들어온 거의 모든 노인은 약에 절어 있다.

모든 노인이 '반드시' 약을 소지하고 있으며, 대개는 그 양이 엄청나다. '산더미'란 표현이 생각날 정도로 복용하고 있는 약이 **한 두 종류가 아니다.**

여하튼 백문이 불여일견이라고, 여기서 5가지 예를 소개하겠다.

이 5가지 예를 통해서 '산더미'란 표현을 실감해보기 바란다.

일반적인 사고로는 도저히 납득할 수 없는 복용량이지만, 우리 주변에서 이런 처방이 예사롭게 내려지고 있다.

이처럼 산더미 같은 약을 보자마자, 내 안에서 아드레날린이 솟

약물과 건강의 무서운 관계

(처방예 1) A씨 86세 남성……15종류 28개

약 종류	약 이름	1일 사용량 / 횟수 / 시간
혈압약	암로딘 정 5mg(Amlodin Tab. 5mg)	1정 / 1회 / 조식 후
	라식스 정 20mg(Lasix Tab. 20mg)	1정 / 1회 / 조식 후
위장약	가스터 정 10mg(Gaster Tab. 10mg)	2정 / 2회 / 조·석식 후
	셀벡스 캡슐 50mg(Selbex Cap. 50mg)	3정 / 3회 / 매 식후
항생제	오젝스 정 150mg(Ozex Tab. 150mg)	3정 / 3회 / 매 식후
거담제	무코다인 정 250mg(Mucodyne Tab. 250mg)	3정 / 3회 / 매 식후
뇌순환대사 개선제	세로크랄 정 20mg(Cerocral Tab. 20mg)	3정 / 3회 / 매 식후
중추신경용제	그라매릴 정 50mg(Gramalil Tab. 50mg)	3정 / 3회 / 매 식후
항정신병약	루란 정 4mg(Lullan Tab. 4mg)	1정 / 1회 / 석식 후
	리스페달OD 정 1mg(Risperdal OD Tab. 1mg)	1정 / 1회 / 취침 전
수면제	렌돌민D 정 0.25mg (Lendormin D Tab. 0.25mg)	1정 / 1회 / 취침 전
	마이스리 정 5mg(Myslee Tab. 5mg)	1정 / 1회 / 취침 전
소염진통제	록소닌 정 60mg(Loxonin Tab. 60mg)	3정 / 3회 / 매 식후
갑상선호르몬제제	티라딘S 정 50μg(Thyradin-S Tab. 50μg)	1정 / 1회 / 석식 후
변비약	요델S 정 80mg(Yodel-S Tab. 80mg)	1정 / 1회 / 취침 전

(처방예 2) B씨 84세 여성……18종류 28개

약 종류	약 이름	1일 사용량 / 횟수 / 시간
뇌순환대사개선제	세로크랄 정 20mg(Cerocral Tab. 20mg)	3정 / 3회 / 매 식후
항불안제	코레미날 정 4mg(Coreminal Tab. 4mg)	3정 / 3회 / 매 식후
	리제 정 5mg(Rize Tab. 5mg)	1정 / 1회 / 취침 전
현기증 완화제	메리스론 정 6mg(Merislon Tab. 6mg)	3정 / 3회 / 매 식후
소화제	엑셀라제 배합 캡슐(Excelase Cap.)	3캡슐 / 3회 / 매 식후
강심제	하프디곡신KY 정 0.125mg (Halfdigoxin KY Tab. 0.125mg)	1정 / 1회 / 조식 후

혈압약	프레미넌트 배합 정(Preminent Tab.)	1정 / 1회 / 조식 후
	노바스크 정 2.5mg(Norvasc Tab. 2.5mg)	1정 / 1회 / 조식 후
	라식스 정 20mg(Lasix Tab. 20mg)	1정 / 1회 / 조식 후
궤양회복제	오메프라존 10mg(Omeprazon 10mg)	1정 / 1회 / 조식 후
해열진통제	SG배합과립(SG配合顆粒)	1g / 1회 / 조식 후
수면제	할시온 정 0.25mg(Halcion Tab. 0.25mg)	1정 / 1회 / 취침 전
	마이스리 정 5mg(Myslee Tab. 5mg)	1정 / 1회 / 취침 전
항우울제	루디오밀 정 10mg(Ludiomil Tab. 10mg)	1정 / 1회 / 취침 전
소염진통제	모라스 테이프 L 40mg(Mohrus Tape L 40mg)	1회 부착
혈관확장제	프랜덜 테이프 40mg(Frandol Tape 40mg)	1회 부착
정장제	레베닌 산(Lebenin)	4.5g / 3회 / 매식후
변비약	프르세니드 정 12mg(Pursennid Tab. 12mg)	1정 / 1회 / 취침 전

(처방예 3) C씨 84세 여성······12종류 24개

약 종류	약 이름	1일 사용량 / 횟수 / 시간
칼슘대사 개선제	원알파 정 0.25μg(Onealfa Tab. 0.25μg)	1정 / 1회 / 조식 후
비타민제	비타메진 캡슐(Vitamedin Cap.)	1캡슐 / 1회 / 석식 후
수면제	할시온 정 0.25mg(Halcion Tab. 0.25mg)	1정 / 1회 / 취침 전
	데파스 정 0.5mg(Depas Tab. 0.5mg)	1정 / 1회 / 취침 전
위장약	가스터디 정 20mg(Gaster D Tab. 20mg)	1정 / 1회 / 취침 전
혈압약	라식스 정 20mg(Lasix Tab. 20mg)	1정 / 1회 / 조식 후
정장제	라크비(LAC-B Granular Powder)	3g / 3회 / 매 식후
철분보충제	페로 그라두메트 105mg(Fero-Gradumet 105mg)	1정 / 1회 / 석식 후
혈관확장제	니트롤 R 캡슐 20mg(Nitorol R Cap. 20mg)	2캡슐 / 2회 / 조·석식 후
해열진통소염제	뉴로트로핀 정(Neurotropin Tab)	6정 / 3회 / 매 식후
변비약	프르세니드 정 12mg(Pursennid Tab. 12mg)	2정 / 1회 / 취침 전
	아로젠(Alosenn)	4포 / 1회 / 취침 전

(처방예 4) D씨 88세 여성······12종류 23개

약 종류	약 이름	1일 사용량 / 횟수 / 시간
혈압약	라식스 정 20mg(Lasix Tab. 20mg)	2정 / 2회 / 조·석식 후
	아라세플 정 12.5mg(Alacepul Tab. 12.5mg)	3정 / 3회 / 매식 후
혈관확장제	허베서 정 30mg(Herbesser Tab. 30mg)	2정 / 2회 / 조·석식 후
갑상선호르몬제제	티라딘S 정 50㎍(Thyradin-S Tab. 50㎍)	1정 / 1회 / 조식 후
알레르기용약	오논 캡슐 112.5mg(Onon Cap. 112.5mg)	2캡슐 / 2회 / 조·석식 후
기관지확장제	툴로부테롤 테이프(Tulobuterol Tape)	1장 / 1회
당뇨병약	아마릴 정 1mg(Amaryl Tab. 1mg)	2정 / 1회 / 조식 후
수면제	암네존 정 0.25mg(Amnezon Tab. 0.25mg)	1정 / 1회 / 취침 전
소화제	아리제 N 캡슐(Alyse N Cap.)	3캡슐 / 3회 / 매 식후
이뇨제	멜락톤 정 25mg(Merlactone Tab. 25mg)	2정 / 2회 / 조·석식 후
정장제	비오페르민(Biofermin)	3g / 3회 / 매 식후
변비약	요델S 정 80mg(Yodel-S Tab. 80mg)	1정 / 1회 / 취침 전

(처방예 5) E씨 86세 여성······12종류 22개

약 종류	약 이름	1일 사용량 / 횟수 / 시간
혈압약	디오반 정 80mg(Diovan Tab. 80mg)	2정 / 2회 / 조·석식 후
지질대사 개선제	유베라 N 캡슐 200mg(Juvela N Cap. 200mg)	3캡슐 / 3회 / 매식 후
혈관확장제	프랜덜 정 20mg(Frandol Tab. 20mg)	2정 / 2회 / 조·석식 후
	프랜덜 테이프 40mg(Frandol Tape 40mg)	1회 부착
	바소란 정 40mg(Vasolan Tab. 40mg)	2정 / 2회 / 조·석식 후
	시그마트 정 5mg(Sigmart Tab. 5mg)	3정 / 3회 / 매 식후
혈액응고저지제	와파린 정 1.0mg(Warfarin Tab. 1.0mg)	2정 / 1회 / 석식 후
항정신병약	세로켈 정 25mg(Seroque Tab. 25mg)	1정 / 1회 / 취침 전
수면제	데파스 정 0.5mg(Depas Tab. 0.5mg)	1정 / 1회 / 취침 전
소염진통제	록소닌 테이프 100mg(Loxonin Tape 100mg)	1회 부착
소화제	베리짐배합 과립(Berizym)	4.5g / 3회 / 매 식후
이뇨제	루프랄 정 8mg(Luprac Tab. 8mg)	1정 / 1회 / 조식 후

* E씨는 다른 병원에서 지사제도 처방받고 있었다.
* 그 외에 약의 작용에 대해서 관심이 있는 분은 꼭 '의료용의약품 첨부문서정보' 홈페이지를 참고하기 바란다. 의료용의약품 첨부문서(상세한 자료)를 일반명, 상품명으로 검색할 수 있다.
http://www.info.pmda.go.jp/psearch/html/menu_tenpu_base.html

아오르면서 갑자기 투지가 불타올랐다.

　조금 더 설명을 덧붙이자면 1년(2009년 1월~12월) 동안 어느 노인 요양시설에 있는 66명이 복용하는 약의 내용물을 세어보았더니, 평균 하루에 12종류의 약을 23알씩 몇 해에 걸쳐 복용하고 있었다.

　지금 예로 든 다섯 건의 처방전은 일부러 약이 많은 예를 고른 것이 아니다. 매우 흔한 처방전을 무작위로 다섯 개 골랐을 뿐이다.

　게다가 이 다섯 건의 처방전은 해당지역의 대학병원, 공립병원 의사들이 똑똑한 머리를 쥐어짜서 처방한 것이다.

　그래서 나는 더욱 아연실색할 수밖에 없었다.

　우선 누가 봐도 한눈에 이상하다 싶을 만큼 양이 많다. 이런 처방을 그대로 받아들여 꼬박꼬박 챙겨 먹는다면 아무리 수명이 길다 해도 천수를 다하지 못할 것이다.

　더욱이 처방 내용이 엉성하기 짝이 없다.

　단순히 노인들이 호소하는 증상에 따라 의사는 아무 생각 없이 약을 추가한 것이 뻔히 보이는 처방 내용이다.

　이 다섯 명은 현재 완전히 약을 끊었다. 가끔 감기약을 먹거나 소화제를 먹기는 하지만 어디까지나 한정된 기간 동안 일시적으로 복용한다.

　모두들 장기 복용하던 약을 끊고 난 뒤에 훨씬 건강해졌다는 사실에 대해서는 두말할 필요가 없다.

　앞에서도 말했지만 이 다섯 건의 처방전은 결코 특별한 예가 아니며, 이런 처방이 '평균적'이라는 점이 큰 문제이다.

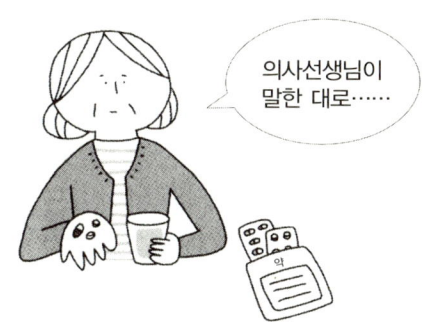

그러면 다섯 개 처방 내용에 대해서 조금 더 자세히 살펴보기로 하자.

우선 위장약은 거의 모든 처방전에 포함되어 있다.

처방전에 많이 등장하는 순서대로 정리하면 수면제, 혈압약, 변비약(지사제)이 몇 년 동안 부동의 베스트3를 차지하고 있다.

그다음은 통증을 완화시켜 주는 소염진통제, 콜레스테롤을 낮추는 지질이상증 치료제, 정신안정제, 당뇨병약, 이뇨제, 혈액순환 촉진제 등으로, 이들 역시 단골로 처방되는 약이다.

더구나 리스트를 잘 보면 알 수 있듯이 베스트3인 수면제, 혈압약, 지사제는 한 종류만 처방하는 일이 거의 없고, 대개 동일한 작용을 하는 약을 몇 가지씩 함께 처방한다.

그 결과 노인들 중에는 어이없게도 약의 복용량이 너무 많아서 소화불량 증상을 보이는 사람이 적지 않으며, 약을 먹고 나면 배가 불러서 제대로 식사를 못한다는 사람도 많다. 극단적인 경우에는 영양실조에 걸린 사람이 있을 정도이다.

이것이 바로 우리의 현실이다. 여러분은 어떻게 생각하는가?

기력이 없고 안색이 나쁜 데는 원인이 있다

꾸준히 약을 잘 챙겨먹고 있는데 전혀 건강이 좋아지지 않는다.

상황이 이렇다면 보통은 '이상하다?'라는 의문을 품는 것이 당연하다.

조금 더 나아가 '혹시 약 때문에 기운이 없는 건 아닐까?'라는 의심을 해봐도 전혀 이상하지 않다.

사실 내가 종종 만나는 노인들은 노인요양시설에 들어가려는 분들이어서 건강에 자신이 없는 분이 많다.

그래서 약을 처방받아도 어느 정도는 당연하다 생각한다. 아무리 그렇다 해도 두드러지게 생기 없는 사람, 안색이 나쁜 사람, 기운이 없는 사람이 많다.

몸에 이상 증상이 있어 산더미 같은 약을 매일, 그것도 몇 년에 걸쳐 복용한다면 건강하고 활발해질 뿐만 아니라, 몸 상태도 개운해지고 불쾌한 증상도 말끔히 사라져야 할 것이다.

그런데 약을 산더미처럼 복용하고 있는 노인이 오히려 마비, 통증, 가려움, 변비, 우울증, 불면증 등의 부정형신체증후군(不定形身體症候群)으로 고생하는 경우가 압도적으로 많다.

무언가 이상하지 않은가?

이렇게 약을 먹고도 건강해지지 않는다면, '약 효능'에 대해 의심해보지 않을 수 없다. 그런 일반적인 상식이 통용되지 않는다는 것이 '약에 대한 맹신'의 무서운 점이다.

아무리 약을 먹어도 건강해지지 않는데도 절대로 약을 줄이려 하지 않으며, 약의 복용을 중단하려고도 하지 않는다.

그러기는커녕 오히려 약의 양을 늘려주기를 바란다.

단, 약의 맹신자 중에도 '어쩌면 약의 효력이 점점 약해지는 건 아닐까?' '먹어야 할 약의 가짓수가 점점 늘어나서 제대로 복용하지 못하게 되는 건 아닐까?' '이대로 계속 약을 먹다가 나중에 잘못되는 건 아닐까?'와 같은 우려를 하는 사람이 있다.

이와 같이 '약에 대한 맹신'이 약해진 틈을 노려 잘 부추기면 맹신에서 벗어날 실마리를 찾을 수 있다.

약을 끊기 전에
해야 할 일

약이 정말 독이라면 당장 복용을 중단하면 된다. 그러나 복용을 중단하는 일은 그렇게 간단하지 않으며 매우 신중을 요하는 일이다.

내가 지금까지 설명한 것은 '바로 약을 끊자' 라는 뜻이 아니다.

아무리 '약=독' 이라 하더라도 지금까지 복용해온 약을 갑자기 단번에 중단해서는 안 된다.

내가 이런 식으로 말하면, '아니, 당장 약을 끊어야 하는 게 아니라면 약을 좀더 늘려줘' 라고 말하는 사람이 있을 것이다.

오랜 시간에 걸쳐 약을 복용해온 사람일수록 갑자기 약을 끊으면 심리적으로 불안감이 생기거나, 약에 대한 금단증상이 발생하기도 한다. 그러므로 약을 끊기 전에 먼저 생활습관부터 고치는 것이 바람직하다.

적어도 내가 경험한 바에 의하면 사람들이 흔히 말하는 만큼 금단증상의 발생 빈도가 높지는 않다. 그렇다 해도 약의 복용량을 줄일 때는 매우 조심스럽게 서서히 실행해야 한다.

시간은 걸릴지 모르지만, 갑자기 '약에 대한 맹신'을 고치는 것보다는 훨씬 쉽다.

왜냐하면 나쁜 생활습관을 고치면 몸이 달라지는 것을 직접 체험할 수 있기 때문이다.

생활습관을 바꾼다 해서 대단히 거창한 것을 의미하는 것은 아니다.

꾸준히 몸을 움직일 수 있는 방법을 모색하여 낮에 기분 좋은 피로감이 쌓이게 한다거나, 식사할 때 청국장 같은 발효식품을 많이 먹도록 한다.

일상생활 속에서 이 정도만 실천해도 충분하다.

반강제적으로 환자의 생활습관을 바꾸게 하면, 빠르면 2주, 아무리 늦어도 4주 정도면 효과가 나타나기 시작한다.

우선 체온이 올라가기 시작하고 눈에 띄게 기운이 회복된다. 점차 변비가 해소되고 밤에도 편안히 숙면을 취할 수 있게 된다.

몸 상태가 이 정도로 회복되면 기분이 좋아지는 것은 당연지사. 한번 이런 과정을 체험하고 나면 누구도 예전의 생활로 돌아가고 싶어 하지 않는다.

단, 여기서 주의해야 할 것은 자신이 미처 깨닫지도 못한 사이에 혈압과 혈당치가 쑥 내려가서 쉽게 피곤하고 기운이 빠질 수도 있다는 것이다. 얼굴과 다리가 갑자기 부어올라서 무슨 일인가 했더니 혈압이 지나치게 내려가서 그런 증상이 생긴 적도 있었다.

이런 과정을 반복하면서 약의 양을 조절하여 복용량을 조금씩 줄여가는 것이 내 방식이다.

그러면 베스트 3는 말할 것도 없고, 거의 모든 약이 조만간 필요 없어질 것이다. 물론 모든 사람이 약을 완전히 끊을 수는 없지만, 적어도 복용량은 크게 줄일 수 있다.

가끔은 단기간에 환자의 상태가 몰라볼 만큼 좋아져서 '할머니의 치매를 고쳐주었다'며 마치 나를 생명의 은인 대하듯 하는 보호자도 있다.

그러나 이런 일은 결코 기적이나 우연이 아니며, 치매가 치유된 것도 아니다. 무슨 말인가 하면 애초에 그 환자는 치매에 걸린 것이 아니라는 의미이다.

좀처럼 몸을 움직이지 않고, 집 안에 틀어박혀 생활하면서 약만 잔뜩 챙겨 먹다 보니 치매와 같은 증상이 나타난 것이다.

잘못된 생활습관을 바로잡고 약의 복용을 중단함으로써 그저 원래 상태로 돌아갔을 뿐이다.

단지 그뿐이다.

약이 너무 많아 불행한 사람들

시중에서 판매되는 약은 과연 몇 종류일까? 100종류? 당연히 그렇게 적을 리가 없다. 1,000종류? 아니면 1만?

현재 무려 1만 7,000종류가 넘는 약이 있다고 한다.

약의 종류가 많은 것은 좋은 일일까?

저렴하고, 효과가 뛰어나며, 부작용이 거의 없는 '좋은 약'만 있다면 좋은 일일 것이다. 그러나 시중에 판매되고 있는 약은 옥석이 함께 섞여 있는 데다가, 안타깝게도 거의 대부분이 '독'이다 보니 약의 종류가 많다는 것은 절대로 기뻐할 일이 아니다. 실제로 약의 종류가 너무 많은 거 아니냐는 비판이 일고 있다.

참고로 말하면 세계보건기구(WHO)에서 '필수의약품'(essential

drug)으로 지정한 약은 300여 종 남짓이다. 우리의 의약품 수와 비교하면 크게 동떨어진 숫자가 아닐 수 없다.

사실 세계보건기구는 국제기구로서 무책임한 부분이 없잖아 있지만, 일단은 세계의료의 지표이므로 참고할 만하다.

대부분의 국가는 세계보건기구의 '필수의약품'을 모범으로 삼아, 자국 상황에 맞춰 약 선택에 있어 우선순위를 정하고, 가능한 한 불필요한 약을 정리하여 배제하고자 노력하고 있다. 이것을 필수의약품 정책이라 하는데, 우리는 여태까지 이런 정책이 언급된 적이 한 번도 없다.

우선 존재하는 약의 가짓수가 이상할 정도로 많다. 그러면 실제 소비량은 어떨까?

한때 신종플루 치료제인 타미플루(Tamiflu)를 80퍼센트나 사재기해서 세계를 놀라게 한 적이 있다. 하나를 보면 열을 알 수 있다고 약의 소비량에서도 우리가 얼마나 엄청난지 짐작할 수 있다.

다음 표에서 확실히 알 수 있듯이 우리는 세계의 약 6분의 1에 달하는 약을 소비하는 **거대한 의약품 소비국**이다.

세계 의약품시장은 2000년도 3,172억 달러(1달러=120엔으로 환산하여 약 38조엔)였으며, 이 중에서 미국이 1,528억 달러(약 18조엔)로 전 세계의 48퍼센트를 차지하고, 유럽이 753억 달러(약 9조엔)로 24퍼센트, 우리가 홀로 515억 달러(6조엔)로 16퍼센트를 차지한 것으로 나타났다.

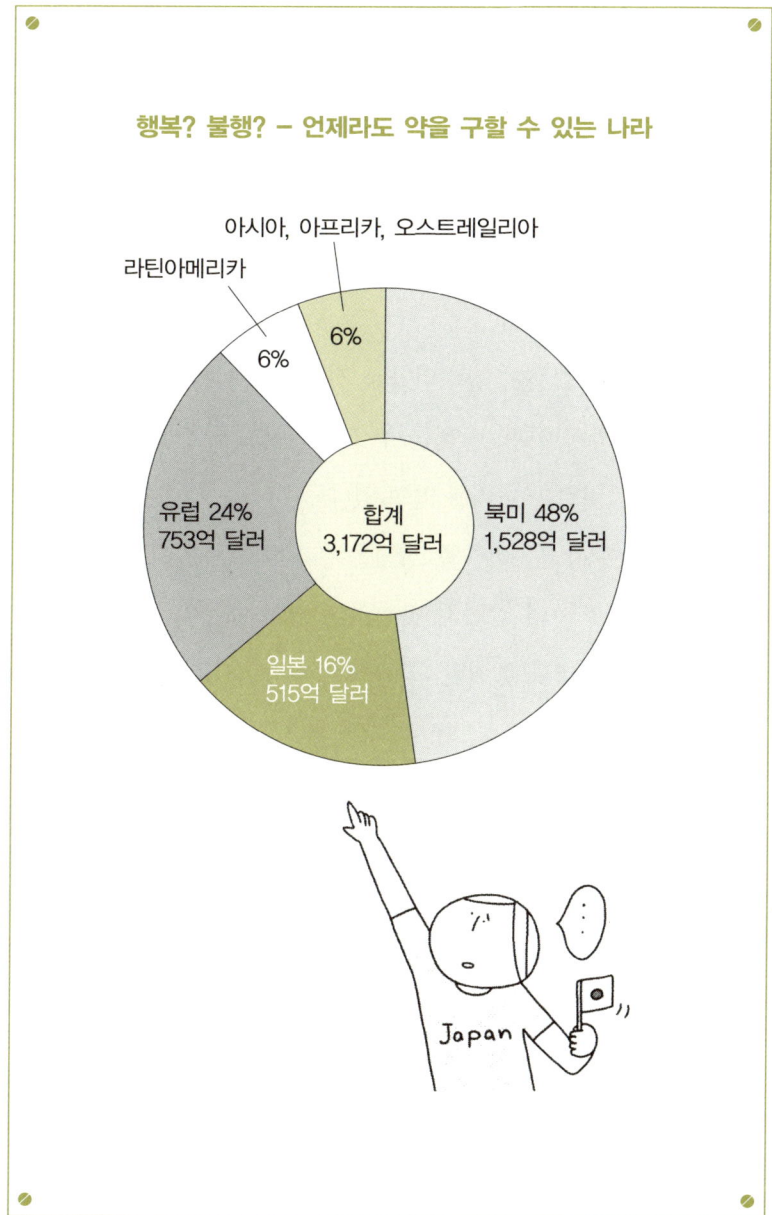

통계의 소비량은 금액을 기초로 해서 비교한 것이므로 소비량을 그대로 반영하고 있지는 않다.

우리의 약값이 다른 나라에 비해 월등히 비싼 것은 사실이지만 그 점을 감안하고 본다 해도 엄청난 소비량인 것만은 분명하다.

약을 좋아하는 것은 비단 우리만 국한된 것이 아니라, 세계 모든 나라의 추세가 그러하다.

앞에서 이야기했듯이 필수의약품 정책을 실시하는 국가는 세계에서 160개국 남짓이지만, 최근 추세로는 어느 국가(특히 선진국)나 급등하는 의료비로 골머리를 앓고 있다.

정부 차원에서 필수의약품 정책을 추진하고는 있지만, 역시 현실적으로 제약회사의 압력에 맞서기 어렵기 때문일 것이다. 이에 대해서 앞에서도 언급했지만, 최근에는 제약회사들이 국경을 넘어 메가파마(Mega Pharma: 거대 다국적 제약기업을 가리키는 말 – 역주)화되고 있기 때문에 더할 것이다.

약의 사용량이 증가하는 것은 세계적인 추세로, 특히 중국의 기세가 만만치 않다. 여기에는 제약회사가 글로벌 기업화되는 것을 비롯해 여러 가지 배경이 있다.

어쨌든 수많은 약의 종류와 실제 소비량을 보면 참으로 대단한 '약물대국'이 아닐 수 없다.

나는 취미가 해외여행이어서 자주 외국에 나간다. 직업 성격상 여행 가는 곳마다 현지의 의료 사정을 슬며시 조사하고는 하는데,

그런 경험을 토대로 약에 대한 맹신 정도를 비교해보면 우리가 단연 으뜸이다.

요즈음은 중국인, 특히 상하이 사람들의 약에 대한 애정이 갈수록 각별해지고 있지만, 그래도 일본인에 비할 바가 못된다.

한편 개발도상국 사람들은 약이 필요해도 약값이 비싸서 사지 못하는 경우가 있다.

이런 사정을 감안한다 하더라도 우리의 약에 대한 애정은 결코 평범하지 않다. 나는 진작부터 이런 상황을 심각하게 인식하고 있었다. 그런데 좀처럼 전체적인 상황이 바뀔 기색이 보이지 않는다.

정부, 의사회, 제약회사 – 약을 맹신하게 만든 장본인

왜, 우리는 이렇게까지 약을 좋아하게 된 것일까?

약에 대한 맹신의 기원은 옛날로 거슬러 올라가야겠지만, 약에 대한 맹신이 이처럼 확산된 것은 의외로 최근의 일이다.

가장 큰 계기는 1961년 전국민의료보험의 시행이다. 그러니까 고작 수십 년 사이에 타의 추종을 불허하는 '약물대국'이 된 것이다.

그러면 전국민의료보험이 어떻게 약에 대한 맹신을 확산시키는 계기가 되었을까?

사실 전국민의료보험을 도입할 즈음에 정부와 의사회 사이에 암묵적인 양해가 이루어졌다.

1961년 전국민의료보험제도가 도입되면서 의료는 실질적으로 고정된 의료가 되었다. 다시 말해 의료와 관련된 모든 행위에 일률적인 점수(가격)가 책정된 것이다.

의사가 경험을 통해 쌓은 기술력이나 약을 조제하는 능력은 원래 의사 개개인이 특성을 발휘해야 할 부분이다. 그런데 그 능력에 대한 보상은 무시된 채, 의료행위 점수가 일률적으로 낮게 책정되었다.

물론 의사 입장에서는 납득할 수 없는 일이었다.

그래서 타협안으로 내놓은 것이 '약가차익'(藥價差益)이라는 당근이었다. 국가가 약의 가격을 일부러 비싸게 책정할 테니, 의사는 정부 고시가격과 실거래가격 사이의 차액으로 이윤을 남기면 되지 않느냐는 '악마의 유혹'이었다.

그러자 어떤 일이 벌어졌을까?

의사 역시 이슬만 먹고 살 수는 없는지라 돈을 벌어야 생활을 꾸려나갈 수 있다. 그러다 보니 결국 의사들은 돈을 벌기 위해서 약을 처방해야만 하는 상황이 되어 버렸다.

그 뒤는 미루어 짐작할 수 있을 것이다. '약은 한정된 기간 동안만 복용한다.' '필요 없는 약은 처방하지 않는다.'와 같은 입바른 소리를 해봤자 스스로 자기 목을 조르는 꼴이 되기에, 의사들은 한결같이 모른 척하고 약을 가능한 한 많이 처방했다.

절대로 의사만 나쁘다고 할 수는 없는 일이다.

의사의 기술이나 재량을 크게 인정하면 점수 책정 방법이 몹시 복잡해질 것이며, 무엇보다 정부가 통제하기 어려워진다.

다시 말해 정부로서는 전국민의료보험제도를 간단하고 명쾌하게 마무리 짓기 위해서 어떻게 하든 의사에게 '약가차익'이라는 당근을 수용하게 만들 수밖에 없었다. 이때 멋지게 꼬리를 흔든 것이 의사회였다.

'약은 좋은 것이다' '새로운 약일수록 좋다'라는 의식의 확산은 전국민의료보험제도가 정상 궤도에 오르는 데 큰 역할을 하였다. 정부는 '약가차익'이 정부와 의사 모두에게 유익한 최선의 해결책이라고 믿었는지도 모른다.

당시 매스컴은 전국민의료보험을 통해 누릴 수 있는 혜택을 광고하며 국민을 부추겼고, 더 큰 이익을 얻을 수 있는 제약회사는 쌍수를 들고 환영했다. 그렇게 해서 정부, 의사, 제약회사에게 모두 좋은 상황이 전개된 것이다.

결국 불이익을 당하는 쪽은 국민들이다. 이렇게 해서 국민은 약을 맹신하게 되었고, 약이 자못 '영험한 효과가 있는 묘약'이라도 되는 듯한 착각에 빠지게 되었다. 결국 '약은 위험하다'는 인식이 근본적으로 결핍되어 있는 것이 오늘날 약에 대한 맹신의 '정체'라고 생각한다.

질병의 90퍼센트는 저절로 낫는다

질병 중 90퍼센트는 스스로 치유가 가능하다. 이것은 결코 과장된 말이 아니다.

물론 '스스로 약을 먹어서 병을 고친 것이니, 스스로 치유한 셈이다.' 라는 사기 같은 의미도 아니다. 정말 말 그대로 질병 중 90퍼센트는 의사나 약의 도움 없이 '스스로 치유할 수 있다' 는 의미이다.

본인의 자연치유력을 높임으로 해서, 대부분의 질병은 약이나 의사에 의존하지 않고 스스로 치유할 수 있다.

질병에는 '희극적인 질병'과 '비극적인 질병' 2종류가 있다.

무슨 의미인가 하면 '희극적인 질병'은 결코 비극의 여주인공은 걸리지 않는 질병을 말한다. 동서고금을 막론하고 비극에 단골로 등장하는 병은 뭐니 뭐니 해도 역시 백혈병이다. 대사증후군으로 고생하는 비극 속의 여주인공은 본 적이 없다.

비극의 여주인공이 대사증후군이라면, 그럴듯해 보이지도 않을뿐더러 무엇보다 이야기 전개가 거기서 끝나버리게 되니 눈물을 호소하는 비극이 될 수 없다. 그런 질병을 내 주위에서는 '희극적인 질병'이라고 부른다.

'희극적인 질병'에 대사증후군만 있는 것은 아니다.

고혈압, 당뇨병, 고지혈증, 비만, 관절염, 요통, 어깨결림, 불면증, 변비 등 비극의 여주인공이 걸리지 않을 법한 병이라고 생각되는 병은 모두 '희극적인 질병'이라 여겨도 무방하다.

그런데 이 분류에 무슨 의미가 있는 걸까? 당연히 의미가 있다.

'희극적인 질병'은 웃어넘길 수 있는 병, 즉 어지간해서는 생명에 지장을 주지 않는 병이다.

간단히 말하면 원래는 의사나 약의 신세를 질 필요가 없는 질병이다. 언뜻 보기에 장난치듯 분류해놓은 것 같지만, 여기에는 대단히 중요한 의미가 포함되어 있다.

꼭 의사에게 진료를 받고 약을 복용하지 않아도 되는데도 열성적으로 병원에 다니거나 하루도 거르지 않고 약을 먹는, 마치 희극의 한 장면 같은 상황이 펼쳐지는 것이 지금의 의료현장이다. 정말 웃고만 있을 수는 없는 일이다.

'비극적인 질병'과 '희극적인 질병'은 이렇게 나누어진다.

의사의 진료를 받든 안 받든 치유되는 병 …… 카테고리 1
의사의 진료를 받아야 비로소 치유되는 병 …… 카테고리 2
의사에게 진료를 받든 안 받든 치유할 수 없는 병 …… 카테고리 3

이 세 가지 질병의 비율이 굉장히 중요한 핵심인데, 카테고리 1이 무려 전체의 90퍼센트를 차지하고 있다. 여러분이 '질병'이라고 생각하는, 90퍼센트의 질병은 의사에게 진료를 받든 안 받든 시간이 지나면 자연스럽게 낫는 병이다.

그래서 90퍼센트의 질병을 스스로 고치자고 하는 것이다.

바꿔 생각하면 이 말은 병원에 밀려드는 환자들 중에서 의사에게 진료를 받을 필요가 없는 사람이 90퍼센트를 차지한다는 의미이기도 하다.

구체적으로 어떤 질병이 카테고리 1에 포함되는지 예를 들어보면 대략 다음과 같다.

고혈압, 당뇨병, 고지혈증, 비만, 대사증후군, 관절염, 변비, 불면증, 요통, 무릎통증, 두통, 우울증…….

여기까지 든 예를 보면 알 수 있듯이 카테고리 1은 바로 조금 전에 말한 '희극적인 질병'이다.

그렇다면 카테고리 1은 '질병'이라기보다 '미병'(질병으로 발전하기 직전의 상태)이라고 부르는 편이 적절하다. 왜냐하면 '질병'이라 말하면 자칫 의사와 약이 필요한 것 같은 오해를 불러일으킬 수 있기 때문이다.

    카테고리 1은 '질병'이 아니다.

    나는 이 사실을 확실하고 정직하게 알려야 한다고 생각한다.

한 번에 약을 5종류 이상 복용해서는 안 된다

의사에게 처방 받은 약이 '5종류 이상'이라면 그 의사를 주의하는 것이 좋다.

실제로 여러분 중에 하루도 거르지 않고 약을 먹고 있는 분이 있으리라 생각한다. 그런데 만약 복용하는 약의 종류가 다섯 가지를 넘는다면 문제가 심각해질 수도 있다.

그 이유는 바로 다음과 같다.

'4종류가 넘는 약을 같이 복용하는 환자는 의학을 초월한 영역에 있다.'

이 말 역시 '의사 수칙 425'에 실려 있는 의사에게 주는 가르침으로, 그 진의는 이렇다.

4종류가 넘는 약을 함께 복용하면 약들이 몸 안에서 서로 어떤 작용을 하고, 어떤 부작용을 초래할지 누구도 예상할 수 없으며, 누구도 그에 대해 책임을 지지 않는다.

앞에 소개한 문장은 그런 위험하기 짝이 없는 상황에 대한 경고이다.

하지만 의료현장에서 '4종류 수칙'을 지키는 의사는 거의 없을 것이다. 4종류는 고사하고 앞에서 예로 든 노인들의 처방전에서 알 수 있듯이 아무렇지 않게 10종류, 심하게는 20종류가 넘는 약을 처방하는 의사도 수두룩하다.

어찌 보면 이런 의료 환경은 도박 세계와 조금도 다를 바가 없다. 아무 의심 없이 믿었던 의료현장이 무슨 일이 벌어질지 전혀 예측할 수 없는 세계가 되어버리다니 이런 무책임한 이야기가 어디 있단 말인가.

게다가 '환자의 건강'과 '환자의 생명'이 도박에 걸려 있으니 도박사보다 더 질이 나쁘다고 할 수 있다. 이렇기 때문에 약의 부작용으로 수많은 사람들이 희생되는 불합리한 상황이 버젓이 전개되는 것이다.

'약의 4종류 수칙'은 의사를 지망하는 사람이라면 반드시 배우는 내용이다.

나 역시 대학에서 배운 수많은 내용 중에서 약리학 교수님께 배운 '4종류 수칙'이 유난히 선명하게 기억에 남아 있다.

마취과 실습 시간에 있었던 일이다. 눈앞에서 사람이 한순간에 의식을 잃더니 근육이 이완되고 호흡이 멈췄다. 그 아찔한 순간은 지금도 선명하게 기억난다.

불과 앰플 하나에 든 약이 인간의 몸 안에 들어가자 엄청난 일이 벌어졌다.

이 상황을 눈으로 직접 목격하자, 사람 몸에 4종류 이상의 약이 동시에 들어가는 것이 얼마나 위협적인 일인지 충분히 상상할 수 있었다.

그 뒤로 의사로서 진료현장에 서게 된 나는 약리학 교수님의 가르침을 지금까지 우둔할 정도로 꾸준히 지키고 있다.

약 용량을 조절 못하는 의사는 자동판매기보다 못하다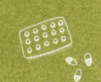

사실 의사는 '약 전문가'가 아니다. 애초에 의학부에는 약 처방에 대해 가르쳐주는 교수가 거의 없다. 내가 학생이었을 때도 그랬고, 지금도 상황은 별로 달라지지 않은 듯하다.

누가 '약 전문가'가 되는가 하면 바로 약학부 학생이다. 의사는 어디까지나 '질병 전문가'일 뿐이고, '약 전문가'는 약사이다.

의사는 질병에 대해서는 자세히 알지만, 약에 대해서는 그렇지 못하다.

약사는 약에 대해서는 자세히 알지만, 질병에 대해서는 그렇지 못하다.

원래 의사와 약사는 의료행위에 있어서 역할분담을 하고 있으므로 양쪽의 연계가 원만히 이루어지지 않으면 의미가 없다. 그런데 현재 상황을 보면 연계가 그다지 원만해 보이지 않는다.

그래서 지금 약을 복용하는 것이 대단히 위험한 행위가 되어버렸다.

물론 약에 대해 잘 모르는 의사라 해도, 자신의 전공분야에서 사용하는 극히 소수의 약에 대해서는 그 나름대로 자세히 알고 있을 수도 있다. 그러나 환자가 꼭 그 전공분야의 약만 복용한다는 보장은 어디에도 없다. 오히려 전공분야 이외의 약을 더 많이 복용하는 경우가 훨씬 많다.

다른 분야의 약에 대한 전문적인 지식과 경험이 없는 상태에서 안일하게 약을 처방하는 일은 대단히 위험하다.

그래서 나도 가능한 한 약은 처방하지 않으려 한다. 만약 처방한다 해도 면밀히 예비조사를 한 뒤에 신중에 신중을 기해서 처방한다. 일반적인 상식을 가진 의사라면 당연한 행동이다.

약을 처방할 때 무엇보다 중요한 것은 약 사용량을 조절하는 것이다. 물론 의사는 '어떡하면 약을 처방하지 않고 치료할 수 있을까'를 우선 고민해야 한다. 만약 약을 처방해야 한다면 '어떻게 약을 최소한으로 줄이고, 언제 복용을 중단하는 것이 좋은가'에 대해 두 번째로 고민해야 한다.

그에 못지않게 중요한 것이 약 사용량을 조절하는 것이다.

현재 약을 복용하고 있는 사람에게는 피부에 와 닿는 이야기일 것이다. 과연 당신의 주치의는 당신의 상태에 맞게 약의 양과 종류를 제대로 조절하고 있는가?

물론 가능한 한 단시간에 약 복용을 중지할 수 있도록 주의를 기울여야겠지만, 약을 처방해주는 동안에는 계속 환자의 체질이나 약의 효능과 부작용 정도를 확인하고 그에 따라 처방을 섬세하게 조절해줘야 한다.

이것이야말로 의사의 본분을 다하는 것이라 할 수 있다.

환자의 상태를 자세히 관찰하면서 그때그때 처한 상황에 맞게 약의 처방을 바꿀 수 있는가 없는가가 전문가로서 의사에게 요구되는 능력이다.

이 재량을 능숙하게 발휘하느냐 못하느냐는 의사 면허 취득의 성패를 가름하는 요소 중 하나이며, 바로 여기에서 의사의 역량이 드러난다고 할 수 있다.

매뉴얼대로 처방만 할 뿐, 본인의 능력으로 약의 사용량을 조절할 줄 모르는 의사는 이미 의사라고 부를 수 없다. 어찌 보면 증상 버튼만 누르면 즉시 그리고 정확히 약을 주는 '자동판매기' 만도 못하다고 할 수 있다.

5장

병원에 가기 전에 이것만은 알아두자

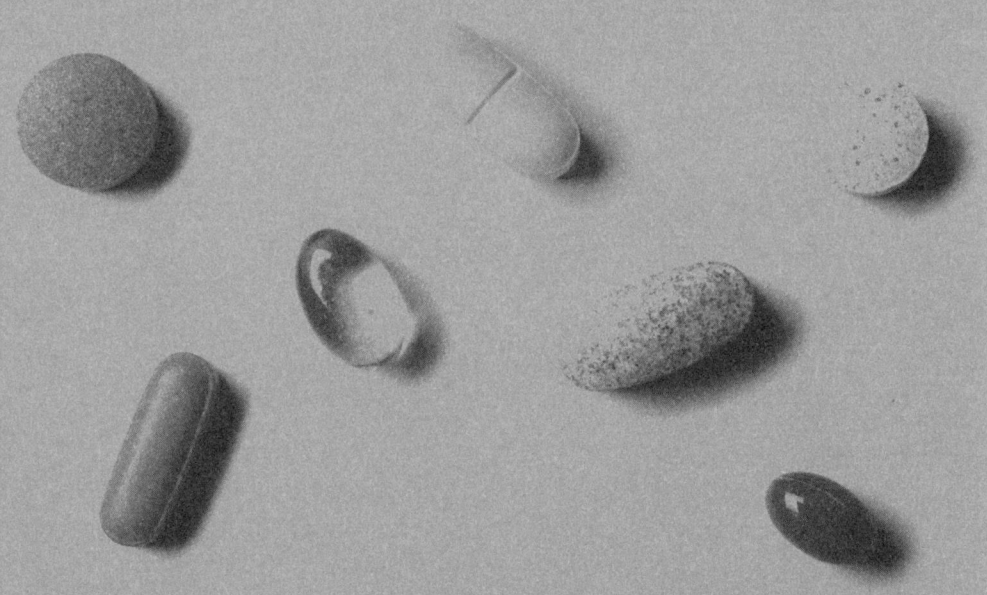

의사들은 의과대학에서 약의 위험성에 대해 배운다. 그런데도 불필요한 약을 계속 처방하고 약에 대한 맹신을 심어준다. 그 이유는 무엇일까? 여기에는 제약회사와 의사, 언론, 공무원이 한데 얽힌 복잡한 연결고리가 작용하고 있다. 제약회사를 필두로 한 거대한 먹이사슬에 의해 '환자가 만들어지고' 있는 것이다. 이런 상황에서는 국제보건기구도 대학 연구소도 진실을 알려주지 않는다. 이런 현실을 제대로 인식해야 약의 진실도 제대로 알 수 있다. 약에 대한 거짓 신화가 계속 만들어지고 있는 상황에서 나와 내 가족이 살 길을 스스로 찾을 수밖에 없다.

약을 버릴 곳을 고민하라

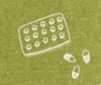

약을 상습적으로 복용하는 환자를 볼 때마다 '약은 독'이라는 사실을 알려주고, 약을 끊을 수 있도록 돕는 '약물 복용 검사관'이 된 것은 정말 조그마한 계기에서 비롯되었다.

한 친구가 회사 건강검진에서 고혈압이라는 진단을 받고 혈압약을 복용하고 있었다. 본인은 어떤 의문도 없이 지극히 당연하게 혈압약을 복용하고 있었다. 나는 혹시나 하는 걱정에 건강상태를 물어보았다. 친구는 혈압약을 먹은 뒤부터 몸 상태가 좋지 않다고 말했다.

구체적으로 원인은 모르겠지만 아침에 눈 뜨기가 어렵고, 낮에도 멍하니 있게 되고, 집중력이 떨어지는 증상이 나타난다고 했다.

지금 정확히 기억나지는 않지만, 당시 그 친구에게 "그러면 혈압 약을 계속 먹을 게 아니라 잘못된 생활습관을 바꾸거나 스트레스를 해소할 방법을 찾아보는 편이 낫지 않을까."라고 충고를 했던 모양이다.

그 친구는 내가 충고한 대로 성실히 실행했다. 그리고 반년쯤 지났을 무렵 내게 다시 상담을 해왔다.

내 충고를 따른 결과 혈압이 완전히 정상으로 돌아왔다고 했다.

여기까지는 무척 반가운 소식이었는데, 다른 문제가 남아 있었다. 그의 말에 따르면 이미 혈압이 정상으로 돌아왔는데도 불구하고 주치의는 약을 계속 복용해야 한다면서 조금도 약을 중지할 생각이 없어 보인다는 것이었다.

친구는 마음 같아서는 약을 그만 복용하고 싶다고 강하게 말하고 싶지만, 부모님 때부터 신세를 지던 주치의인지라 도리에 벗어나는 것 같아 말을 꺼내기 어려워 고민하고 있었다.

"어떻게 하면 좋을까?"

"그냥 약을 버리지 그래."

그렇게 해서 약을 버리게 된 뒤 친구는 완전히 건강을 되찾았다. 그 뒤에 '약을 끊고 싶지만 주치의가 계속 약을 처방해주는 문제'로 고민하는 사람들이 친구의 소개로 약을 버릴 장소를 찾아 나에게 오게 되었다.

이것이 시작이었다.

하버드대학 의학부 교수이자 저명한 작가인 올리버 웬들 홈스(1809~94)도 "지금 사용하고 있는 약은 전부 바다 속에 던져버리는 게 좋다. 물고기에게는 대단히 민폐가 되는 일이지만 그러는 편이 인간에게는 훨씬 행복하다."라는 명언을 남겼다. 나는 약을 버리는 것이 반드시 엉뚱한 선택만은 아니라는 사실을 이때 깨달았다.

그렇다 해도 요즈음은 내다버린 약 때문에 물고기가 오염되고 그 오염된 물고기를 인간이 먹음으로써 피해를 당하는, 정말이지 농담 같은 일이 현실이 될 수 있기 때문에 홈스의 충고를 그대로 받아들일 수 없다.

어쨌든 이 말은 앞으로는 필요 없는 약을 버릴 장소가 마땅치 않아 고민이니, 처음부터 아예 약을 많이 만들지 말라는 의미가 아닌가 싶다.

이렇게 우유부단한 친구의 상담이 계기가 되어, 다른 사람들에게까지 '약 복용을 중지하자'고 설득하러 다니는 참견쟁이가 되었다.

그 후로도 내가 설득한 사람들은 대부분 약을 끊는 데 성공하여 건강을 되찾을 수 있었다.

그러자 그 소문이 친척에서 친구에게, 그리고 지인과 지인의 지인에게까지 퍼졌다. 어느새 노인요양시설의 노인들에게까지 '약의 위험성'을 알리러 돌아다니고 있다.

이런 일은 경제적으로 아무런 도움이 되지도 않고, 어떻게 보면 귀찮기까지 한 일이다.

더군다나 결과가 좋지 않으면 뒤에서 험담까지 들어야 한다. 어쩌면 커뮤니케이션을 통해 상호이해가 이루어진 친구나 지인이어서 처음에 쉽게 성공했는지도 모른다.

누구도 하지 않는 일이어서, 한편으로는 도움을 필요로 하는 이들을 돕기 위해서, 또 한편으로는 개인적인 흥미 때문에 지금까지 약물 복용 검사관 역할을 자처해왔다.

그러나 점점 본업에까지 지장을 주게 되어서 최근에는 삼가고 있지만, '약에 대한 맹신'이 여전히 뿌리 깊게 남아 있어서 이대로 내버려둘 수 없었다.

그래서 약의 위험성을 알리러 돌아다니는 대신에 이 책을 쓰고 있는 것이다.

이 책을 읽고 스스로의 힘으로 '약이 필요 없는 몸'을 만드는 사람들이 하나둘 늘어나서, 약에 의존하지 않는 사람들의 연결고리가 점점 더 커지기를 바란다.

환자만 모르는 의료계의 무서운 이야기

'가능한 한 모든 약의 복용을 중지하라. 만약 그렇게 할 수 없다면 가능한 한 처방약의 양을 줄여라.'

이 말은 앞에서 언급한 적이 있는 '의사 수칙 425'에 실려 있는 말이다.

의사 본래의 마음가짐은 이래야 한다. 약을 계속 복용해야 하는 병은 그렇게 많지 않다는 사실을 몇 번이라도 강조하고 싶다.

약을 처방하면 의사도 얼마간의 보수를 받게 된다. 그러나 환자가 약을 끊으면 아무런 이익도 생기지 않는다.

의사로서 그런 사정은 충분히 알고 있지만, 주위에서 경솔하게 약을 복용하는 사람을 보면 내 안의 참견쟁이 기질이 좀이 쑤셔 가

만히 있지를 못한다. 그래서 결국에는 그 사람이 약을 끊도록 만들어야 직성이 풀린다.

그 덕분에 지금 내 주변에는 약을 복용하는 사람이 거의 없다.

나는 아마도 제약회사 입장에서 볼 때 눈엣가시 같은 존재가 아닐까 싶다. 그렇다고 내가 어떤 약이나 무조건 부정하는 것은 아니다.

단지 불필요한 약이나 남용되는 약, 특히 상습적으로 복용해야 하는 약을 부정할 뿐이다. 1장에서 스테로이드의 필요성을 언급했듯이, 기회가 있을 때마다 사람들에게 약을 꼭 사용해야 하는 경우도 있다는 사실을 알리려고 노력한다.

한편 약에 대한 진실을 이야기하는 사람이 없는 이유는 도대체 무슨 까닭일까?

약에 대해 이러쿵저러쿵 말하는 것은 의료계의 터부라 해도 좋을 것이다.

'의사 때리기'가 주특기인 매스컴도 제약회사에게만은 묘하게 호의적이다. 정치가도 정부도 마찬가지이며 의사회나 덕망 있는 의사들도 마찬가지이다.

특히 의사는 약을 처방하는 입장인 동시에 약을 소비하는, 즉 환자가 될 수도 있는 유일한 존재이다. 그런 의사들만 알고 있는 사실, 그렇기에 의사들이 말하지 않으면 안 되는 사실이 많이 있다.

그런데도 모두들 입을 다물고 진실을 말하려 하지 않는다. 진실을 알리기는 고사하고 계속해서 환자에게 약을 처방하여 제약회사의 주머니를 두둑이 불려주고 있다. 정말 그냥 간과할 수 없는 일들이 주위에서 버젓이 일어나고 있다.

그런 상황에서 의사로서 솔직히 이야기하고 진실을 알리는 것은 내게 있어 일종의 속죄인 셈이다.

의사가 후회할 때는 언제일까?

나도 의사이다 보니, 지금까지 수많은 사망진단서를 작성한 경험이 있다. 그 이름을 모두 기억하고 있지는 못하지만, 한 사람 한 사람의 모습과 목소리는 지금도 또렷이 기억난다.

나만 그런 것이 아니라 어떤 의사든 마찬가지이리라 생각한다. 사망진단서를 작성하는 것은 책임이 막중한 일이다. 그래서 자신이 사망진단서를 쓴 환자는 절대로 잊을 수가 없으며, 몇 년이 흐른 뒤에도 선명하게 꿈을 꿀 때가 있다.

솔직히 말하면 그중에는 후회가 남는 경우도 있다.

그 약을 쓰지 않는 편이 좋지 않았을까…….

내가 그 약을 처방한 탓에 임종을 앞당긴 것은 아닐까…….

환자가 사망한 것은 아니지만, 그야말로 간담이 서늘했던 상황이 한두 번이 아니었다. 정말 운이 좋았다고밖에 할 수 없는 아찔한 경험도 적지 않았다.

그런 경험은 대부분 약물과 관련이 있었다.

더욱이 '그 약을 쓰는 편이 좋았을까?'가 아니라 '그 약을 쓰지 않는 편이 낫지 않았을까?'에 대한 후회였다.

조직에 들어가 일원으로서 몸담고 있으면, 비록 마음은 있어도 좀처럼 남들과 달리 행동하기가 어렵다.

약을 사용하는 것이 당연시되는 현장에서 약을 사용하지 않으면 오래지 않아 설 자리가 없어진다. 이런 경험을 한 뒤 나는 1993년 의료현장에서 물러났다.

주위에서 볼 때는 '밀려난 것'으로 보일지도 모른다.

누가 뭐라 해도 약으로 병을 고칠 수는 없다.

거듭 말하지만 기본적으로 약을 사용하는 것은 위험하다. 그러므로 의사는 될 수 있으면 환자에게 약을 사용하지 않는 방법을 모색해야 한다. 내 신념은 지금이나 과거나 변함이 없다.

어찌 보면 약에 대한 지나친 맹신을 중단시키는 것이 내가 의사로서 그나마 할 수 있는 일이라고 생각하게 된 것은 자연스런 흐름인지도 모른다. 그 흐름에 몸을 맡긴 결과 이 책을 쓰게 된 것이 아닌가 싶다.

제약회사가 신약을 개발하는 또 다른 이유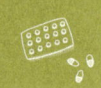

일본에는 이름을 다 기억할 수 없을 정도로 많은 약이 있다. 이에 대해서는 1장에서도 이야기한 바 있다.

그런데 더욱 놀라운 것은 지금도 제약회사는 새로운 약을 개발하느라 여념이 없다는 사실이다.

신약 개발은 우수한 기술력은 물론 막대한 시간과 비용을 투자해야 하기 때문에 결코 쉬운 일이 아니다.

참고로 말하면 지금 하나의 신약을 만드는 데 10~15년이라는 시간이 소요되고, 비용은 수백억~1천억 엔이 든다.

그러다 보니 제약회사로서는 새로운 약을 만드는 것이 커다란 모험이자 도박일 수밖에 없다. 그야말로 회사의 운명을 걸고 모든 수단과 방법을 동원해서 성공시키고 싶은 것이 솔직한 심정일 것이다.

도박에서 이기면 엄청난 이익을 남길 수 있지만, 졌을 때 기다리고 있는 것은 대대적인 구조조정이다.

신약을 개발하여 정식으로 인가를 받기까지는 상상을 초월하는 우여곡절이 기다리고 있을 것이며, 제약회사, 특히 개발에 참여한 연구원들은 노심초사 마음을 놓지 못할 것이다.

정식으로 승인을 받고 판매가 시작되면, 제약회사는 회사 경영을 위해 지금까지 쏟아 부은 막대한 자금을 시장에서 회수해야 한다.

그러므로 신약을 조금이라도 많이 팔기 위해 혈안이 되어 있는 그들을 멈추게 하는 것은 애당초 무리한 이야기이다. 발매된 뒤에 부작용이 발견되어 리콜이라도 당하면 그야말로 기업의 사활이 달라지기 때문에 제약회사 입장에서는 저돌적으로 무조건 앞으로 나아가는 수밖에 다른 방도가 없다.

제약회사도 기업이다. 성인군자나 자원봉사자가 아니기에 이윤을 추구하는 것은 당연하다. 그 사정도, 심정도 충분히 이해한다.

하지만 그것은 어디까지나 기업 논리일 뿐, 환자와는 아무 관계가 없는 일이다.

애초에 모든 기업은 사회에 대해 윤리적 책임이 있다. 하물며 사람의 생명과 관련된 제약회사가 이익 추구에만 몰두하는 것은 비판받아 마땅하다.

아무도 제약회사를 건드리지 못하는 현실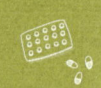

약이 팔리지 않으면 제약회사만 곤란해지는 게 아니다.

제약회사는 약을 팔아 벌어들인 돈으로 여러분의 상상이 미치지 않는 영역에까지 커다란 영향력을 발휘하고 있다.

예를 들면 대학 연구실은 제약회사로부터 많은 기부를 받고 있다. 그래서 제약회사의 경영이 어려워지면 연구비를 확보할 수 없게 된다.

요즈음은 대학에서 주는 연구비만으로는 연구가 불가능하다. 얼마간의 기부(연구비)를 제약회사로부터 받지 못하면 제대로 연구를 지속할 수 없기 때문에, 제약회사와 대학 연구실은 싫든 좋든 운명 공동체이다.

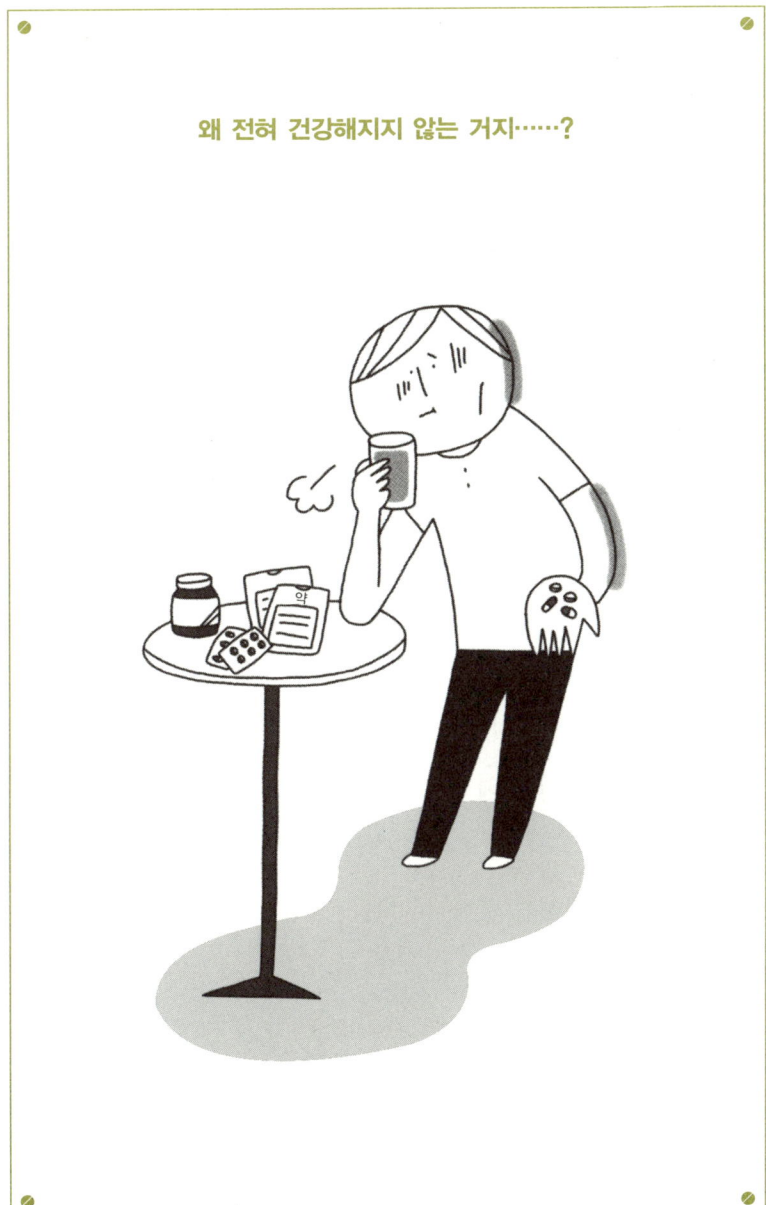

특히 최근에 유행하는 대학의 기부 강좌는 말 그대로 기업의 기부로 강좌가 열리기 때문에 영향을 안 받을 수가 없다.

그래서 대학, 즉 연구실(과학자)이 제약회사(약)를 비판하기는 정말 어렵다. 비판을 위한 비판은 안 해도 상관없지만, 정당한 평가조차 하기 어려운 것이 지금의 현실이다.

제약회사에 의지하고 있는 것은 비단 연구소만이 아니다.

정치가나 공무원도 마찬가지이다.

거액의 헌금이나 퇴직 후 안전한 미래를 보장해줄 일자리를 잃고 싶은 사람은 아무도 없다. 선거자금과 표 그리고 퇴직 후의 재취업……. 자기 집안일이나 신상과 관련이 있으면 정론 따위는 금세 아무짝에도 쓸모없어지는 것이 현실이다.

매스컴도 예외는 아니다.

거대 스폰서인 제약회사의 심기를 건드리면 매스컴의 미래는 없다. 따라서 '약의 맹신'에 관한 뉴스나 비판 기사에는 대부분 알맹이가 빠져 있다.

이래서 결국 피해를 당하는 것은 언제나 아무것도 모르는 일반 국민들뿐이다.

제약회사가 성장하면 국민 건강이 좋아질까

이쯤에서 눈을 세계로 돌려보는 것은 어떨까. 사실 세계 어디를 둘러봐도 유토피아는 없다.

세계 각국, 특히 선진국은 어디나 상황이 비슷하다. 어느 한 나라민의 문제가 아니다. 필사적으로 이익을 추구하는 제약회사와 거기에 빌붙어 있는 대학, 정치인, 공무원, 매스컴이라는 구도는 어느 나라에서나 흔히 볼 수 있다.

그만큼 제약회사의 자본은 거대화 및 다국적화되어 있다. 이렇게 거대해진 제약회사를 '메가파마'(Mega Pharma)라고 한다.

메가파마는 '궁지에 몰린 걸리버'와 같다. 막대한 시간과 돈이 드는 신약 개발이라는 큰 도박에 모든 것을 걸고 간신히 그 거대한 몸을 유지하면서 목숨을 연명하고 있다.

이것은 한 제약기업에만 국한된 문제가 아니다. 이렇게 된 데는 여러 가지 이유가 있으리라 생각하지만, 앞에서 서술했듯이 새로운 약을 만들려면 사운을 걸어야 할 만큼 신약 개발이 어렵고 힘든 이유도 원인이 아닐까 싶다.

결코 제약회사를 두둔하려는 의도는 아니다. 어쨌든 현재의 제약회사는 '궁지에 몰린 걸리버'가 될 수밖에 없는 숙명을 짊어지고 있다.

이렇게 해서 제약회사의 거대해진 영향력은 한 국가에 머물지 않고 세계 규모로 확산되었으며, 천하의 세계보건기구조차 '궁지에 몰린 걸리버'에게 의견을 제안할 수 없는 실정이다.

하나의 예가 1장에서 언급한 고혈압에 대한 권고안이다.

국제고혈압학회가 잇따라 가이드라인을 바꿔 2004년 65세 이상은 최고혈압 139 이하, 최저혈압 89 이하로 낮추는 것이 바람직하고, 65세 미만은 최고혈압 129 이하, 최저혈압 84 이하로 혈압을 낮추는 게 좋다고 발표했다. 나로서는 이 권고안이 도저히 납득이 가지 않는다.

그런 사기 같은 권고안에 보증을 해준 것이 바로 세계보건기구이다. 그 배경에는 메가파마가 세계보건기구에 압력을 가할 수 있는 권력구조가 형성되어 있었기 때문이다.

이런 근거를 종합하여 생각해보면, 결국 그들은 좋든 나쁘든 모두 운동공동체이며 돈이 전부라고 생각한다는 것을 알 수 있다.

궁지에 몰려 다급해진 제약회사에게 대적할 수 있는 존재는 아무도 없기에, 감히 그 누구도 약의 유통에 지장을 줄 만한 행동을 하지 못한다.

의사가 진실을 말할 수 없는 이유

나도 이전에는 연구원이었다. 당시에는 양심에 따라 진실을 탐구하고 밝혀진 사실을 있는 그대로 발표하는 것이 당연했다. 그런데 지금은 상황이 조금 달라진 듯하다.

사실 연구비가 없으면 연구를 할 수 없다. 진실을 탐구하고 있다고 큰소리쳐도 돈이 없으면 연구소를 꾸려나갈 수 없으므로, 아무리 훌륭한 연구기관이라 해도 결국은 '모래 위의 누각'에 지나지 않는다.

이런 생각에 별로 동의하고 싶지는 않지만 현실이 그렇기 때문에 어쩔 수가 없다.

세계에서 가장 유명하고 권위 있는 의학잡지(과학잡지)조차 게재

된 논문 자료가 조작되지는 않았는지, 스폰서인 제약회사에 대한 '아부용 기사'가 아닌지 의혹이 들 때가 있다.

물론 그런 일이 흔하지는 않지만, 유감스럽게도 간혹 그런 기사가 있는 것도 사실이다.

이것은 용납할 수 없는 일이다. 게다가 중요한 것은 데이터 조작이나 왜곡이 단순히 한 개인 수준에서 악용되는 것이 아니라 조직적으로 악용되는 경우도 적지 않다는 점이다.

실제로 어느 자리에서 대단히 유명한 모 제약회사의 전 신약개발 부장이 당당하게 데이터를 조작한 경험이 있다고 고백한 적이 있다. 그것이 업계에서는 별로 드문 일이 아니라는 사실을 그때 알게 되었다.

이런 일련의 사건은 나를 '약물 복용 검사관'으로서 활동하게 만드는 계기가 되었다. 데이터 조작 행위를 사람들 앞에서 부끄러움도 없이 말하는 정신상태의 소유자를 개발부장이라는 중책에 임명한 제약회사의 구조에 큰 의문이 생겼다.

도대체 우리는 무엇을 보고 무엇을 믿어야 하는 것인가라는 궁극적인 비관론까지 생길 것 같다.

이렇게 환자는 만들어진다

 이야기를 조금 뒤로 되돌려보자. 약 그 자체는 인류에게 없어서는 안 되는 중요한 존재이다. 약의 연구개발을 담당하는 제약회사 역시 꼭 필요한 존재이다.

 1장에서 스테로이드와 항생제의 존재 의의에 대해서 언급했지만, 인류에게 도움을 주는 구세주 같은 약에는 비단 이들만 있는 것이 아니다.

 우리가 통증에 대한 고통과 두려움 없이 안심하고 수술을 받을 수 있는 것은 마취약 덕분이다.

 혹은 인슐린 분비가 정상적으로 되지 않아 생기는 제1형 당뇨병은 인슐린 제제를 통해 인슐린을 보충할 수 있게 되어 더 이상 불치

병이 아니다.

이와 같이 약 중에는 '꼭 필요한 약'도 있지만, 불필요한 약이 많은 것 역시 사실이다. 요즈음 시대에는 그런 불필요한 약을 만들어 계속 팔지 않으면 좋은 약, 정말 꼭 필요한 약을 연구하고 개발할 수 없는 것 또한 틀림없는 사실이다.

단순히 병마에 시달리는 사람들을 도우려는 순수하고 인도적인 마음만 가지고 약을 만들 수 있는 시대는 지났다.

이해하기 쉽게 말해서 지금의 제약회사는 불필요한 약을 판매하여 큰 이익을 남겨야만 된다. 제약회사에게는 모든 것을 받아들여 줄 이해심 많은 소비자가 필요하다는 뜻이다.

그 불필요한 약을 복용해 줄 환자가 전 세계에 걸쳐 많이 있어야 한다. 혹은 쉽게 '환자'로 만들 수 있는 상황을 만들어야 한다.

그러기 위해서 세계보건기구, 정부, 정치인, 덕망 있는 의사들, 매스컴 등이 서로 협력하여 제약회사에게 도움이 될 '권고안'이 순조롭게 전 세계 구석구석까지 골고루 확산되는 사회를 만들고 있다.

형편이 이렇다 보니 현재는 약을 제조하게 된 본래의 취지가 크게 달라졌다. 제약회사도 회사의 존속에 필사적이어서 '돈을 벌 수 있느냐 없느냐'를 최우선으로 생각하기 때문에 주위를 살필 여유가 없으며, 다른 사람을 도울 형편이 아니다.

제약회사는 약을 더 많이 팔기 위해 병을 만들고 약을 복용하게 한다. 우리는 이처럼 본말이 전도된 세계에 살고 있다.

한방과 한약은 어떤가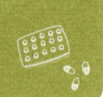

지금까지 약에 대한 이야기를 했는데, 여기서 말하는 '약'은 모두 '서양의약'을 의미한다.

다소 지식이 있는 사람이라면 당연히 '한방약은 어떻지?' 라고 의문을 가질 것이므로 그에 대해서 조금 다루어보려 한다.

결론부터 말하면 한방약에도 부작용은 있다. 또한 한방약 역시 대중요법에 속하기 때문에 '임시방편' 적인 치료이므로 일시적으로만 복용해야 한다.

일반적으로 한방약은 서양의약에 비해 부작용이 적다고 말한다. 물론 그렇다고 해서 장기 복용해서 좋을 것은 없다. 한방약이라 할지라도 '독' 인 것은 변함이 없기 때문이다.

여기에서 '중의학'에 대한 설명을 덧붙이려고 한다.

지금까지 여러분에게 약을 먹지 말라고 거듭 강조해서 말했다. 하지만 예외가 되는 것이 '중의약'이다. 왜냐하면 '중의약'은 자연치유력을 높여주는 훌륭한 약이기 때문이다.

중의약?

중의?

아마도 이런 말에 익숙하지 않을 것이다. 그러나 이번 기회에 알아두면 좋으리라 생각되어 지면을 조금 할애하여 설명하려 한다.

'역근공'에서 잠깐 나왔던 '중의'라는 것은 '중국전통의학'을 줄인 말이다. 다시 말해 중국에서 먼 과거로부터 전해져 내려온 전통의학으로 다양하고 풍부한 임상경험을 근거로 한 훌륭한 의학이라고 할 수 있다.

중의학 사고방식의 바탕에는 기가 있다.

기의 흐름이 막히거나 원활하지 못할 때 사람은 병에 걸린다고 생각하며, 병을 치유하기 위해서는 기를 본래 상태로 돌려놓으면 된다고 믿는다.

한방(漢方)은 원래 중국에서 전래된 것이지만, 에도시대에 왕래가 끊기면서 그 이후 중국과 일본의 전통의학(漢方)은 각각 다른 길을 가게 되었고, 지금에 이르러서는 비슷하면서도 달라지게 되었다.

예를 들어 한방(일본의 전통의학이라고 해도 좋을 것이다)은 증상과 병명에서 치료 방법을 고민하지만, 중의(중국의 전통의학)는 본래 체질과 더불어 지금의 기 상태를 참고해서 치료 방법을 고민한다.

그러므로 한방은 서양의학과 마찬가지로 대증요법에 속하고, 중의는 서양의학과 달리 근본적인 치료를 목표로 한다.

'중의약'은 중의의 사고방식을 바탕으로 하여 환자를 진찰하고, 그 사람의 현재 상태에 맞게 다양한 생약을 조합하여 처방한 약이다.

그리고 1~2주마다 환자의 상태를 성실히 지켜보면서 그때그때 '현재' 상태에 적합한 처방을 고민하고, 그 상황에 맞게 처방 내용을 조금씩 바꾼다. 몸의 상태를 고려하여 세심하게 약 용량을 조절하는 것이다.

이와 같이 환자 개인별로 각각의 상태에 맞는 처방을 고민한 뒤에 약을 처방하기 때문에 '중의약'은 거의 부작용이 없는 동시에, 큰 효과도 기대할 수 있다.

단, 중의약이라 해도 오랫동안 장기 복용하는 것은 금물이다.

물론 자연치유력을 높이기 위해 중의약을 먹는 것이지만 최종적으로는 자기 힘으로 자연치유력을 향상시키는 것이 바람직하다고 생각한다.

참고로 말하면 중의의 본가인 중국에는 두 종류의 의사가 있다.

첫 번째는 서의사(西醫師)라고 해서 서양의학을 전공한 의사가 있고, 두 번째는 중의학 방식으로 진찰하고 치료하는 중의사(中醫師)가 있다. 중국에서는 이 두 분야의 장점을 적절히 조화시켜 활용하고 있다.

중국 사람들은 병에 걸리지 않아도 계절이 바뀔 때면 중의사를 찾아간다. 그리고 식사 지도와 함께 자신에게 맞는 중의약 처방을 받는다.

환절기에는 자칫하면 몸 상태가 약해지기 쉽고, 계절에 따라서 신체리듬도 미묘하게 달라진다. 그런 사실에 입각해서 중국에는 예부터 중의사가 권유한 대로 식습관을 바꾸고 예방 차원에서 처방약을 한동안(2~3주간) 복용하여 몸 상태를 조절하는 습관(지혜)이 있었다.

매우 훌륭한 습관(문화)이라고 생각되지 않는가? 나는 중국에 갈 때마다 이런 좋은 풍습(지혜)을 널리 소개할 방법이 없을까 항상 고민한다. 여러분은 어떻게 생각하는가.

실제로 '중의사에게 진찰을 받으려면 어떻게 해야 하느냐'는 질문을 자주 받는다. 그러면 나는 안타깝지만 지금으로서는 중국에 가는 방법밖에 없다고 대답한다.

이렇게 훌륭한 중의학을 꼭 도입하고 싶어서 고심하고 있지만 좀처럼 윗사람들은 고개를 끄덕여주지 않는다.

그래서 심사숙고한 끝에 중의학의 뛰어난 효능을 보여주는 것 외에는 달리 방법이 없다는 결론에 도달하였다. 그 뒤로 나는 전략을 바꿔서 환자들에게 중국의 뛰어난 중의사를 소개해주었다. 다행히 예상한 대로 결과가 나오는 중이므로 이제 윗사람들이 고개를 끄덕여줄 날도 머지않았다고 기대하고 있다.

　참고로 중의사 면허를 취득하는 것은 서양의학의 의사면허를 취득하는 것보다 훨씬 어렵다고 한다.

　그런 힘든 과정을 마치고 중의사 면허를 취득한 사람들이 있지만 아직 그 수가 적은 편이며, 면허를 갖고 있어도 당장 진료행위를 할 수 없다.

　실력 있는 베테랑 중의사에게 가르침을 받으면서 최소 10년 이상은 임상경험을 쌓아야만 당당히 제몫을 할 수 있는 중의사로서 능력을 인정받을 수 있다고 한다. 바로 이런 점이 중의의 어려우면서 심오한 부분인 것 같다.

　나는 하루라도 빨리 중의를 도입할 수 있기를 간절히 바라고 있다. 그렇게 되면 의료와 의학은 긍정적인 방향으로 크게 발전할 것이다.

　서양의학에서는 생각할 수 없는 일이지만, 약으로 건강해지고, 약으로 자연치유력을 높일 수 있는 유일한 방법을 꼭 여러분에게 소개하고 싶은 마음에 굳이 이 항목을 책에 포함시켰다.

당신의 건강은 당신의 선택에 달려 있다

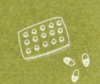

1673년 인간의 몸을 기계로 간주하여 의학계가 한창 약물로 병을 고치려는 잘못된 방향으로 나아가고 있을 때, 신기하게도 프랑스를 대표하는 희곡 작가이자 배우였던 몰리에르는 〈상상으로 앓는 사나이(Le Malade imaginaire)〉라는 작품에서 등장인물의 입을 통해 다음과 같은 말을 했다.

"대부분의 환자는 병 때문에 사망하는 것이 아니라, 약 때문에 죽는다."

이와 같이 세태를 통렬하게 비판한 몰리에르의 말에 따르면 약이 잘 팔리는 우리 사회는 나쁜 사회일지도 모른다.

우리가 세계에서 1, 2위를 다툴 만큼 약이 잘 팔리는 시장이란 사실은 앞에서도 몇 번 이야기한 적 있다.

제약회사나 이권에 관련된 공무원이나 교수진에게 더할 나위 없는 최고의 파라다이스일 것이다. 그 때문에 다국적기업을 포함한 외국 제약회사들은 호시탐탐 시장에 눈독을 들이고 있다.

이것은 국민에게 심히 불행한 일이다. 이상에서 멀어진 **불합리하고 건강하지 못한 사회**라는 의미이기도 하다.

그런데 국민 대부분은 자신들이 최첨단 의약기술의 혜택을 누리고 있다고 태평하게 생각하고 있는 듯하다. 어쩌면 이런 의약환경을 자랑스럽게 여기고 있는지도 모르나, 안타깝게도 외국 사람들의 눈에는 상당히 '이상한 국민'으로 비춰지고 있을 뿐이다.

물론 해외 제약회사에게는 대단히 '바람직한 국민'으로 비춰질 테지만 말이다.

계속 '바람직한 국민'으로 남아 있어도 국민에게 득이 되는 것은 아무것도 없다. 이득은커녕 수명이 단축 될지도 모른다.

어떤 인연으로 이 책을 만나 끝까지 읽어주신 여러분 모두 부디 건강하게 장수하기를 진심으로 바란다.

그러기 위해서는 의료종사자와 정부가 국민을 위해 현명하게 대처하면 좋겠지만, 안타깝게도 약의 판매나 복용을 법률적으로 금지하는 일은 앞으로도 영원히 일어나지 않을 것이다.

결국 **자기 스스로를 지키는 방법은, 한 사람 한 사람이 생각을 바꿔 약에 대한 맹신에서 벗어나 자립하는 수밖에 없다.**

그러나 긍정적으로 다음과 같이 생각할 수도 있다.

무리해서 많은 사람을 한꺼번에 바꾸려 애쓸 것이 아니라, 한 사람 한 사람이 먼저 약의 상습적인 복용을 중단한 뒤에 달라지는 몸의 변화를 직접 느끼는 것이다. 약에 의존하지 않는 생활이 건강수명을 연장시켜준다는 사실을 몸으로 이해하면 자연스럽게 사회 전체가 변하게 될 것이다.

과연 앞으로는 어떻게 될까. 그 결정권을 쥐고 있는 사람은 바로 여러분 한 사람 한 사람이다.